척추관
협착증

「脊柱管狭窄症 腰の名医20人が教える最高の治し方大全
~聞きたくても聞けなかった150問に専門医が本音で回答! ~」(文響社)
SEKICYUKANKYOSAKUSYO KOSHINOMEII20NINGAOSHIERU
SAIKONONAOSHIKATATAIZEN
~ KIKITAKUTEMO KIKENAKATTA 150MONNI SENMONIGA HONNEDEKAITO!~

척추관 협착증

● 척추 명의가 가르쳐주는 최고의 치료법 대전 ●

기쿠치 신이치 외 지음

보누스

'의학이 이렇게 발전했는데, 아프면 병원에 가서 치료받으면 그만이지.'

현대에는 이런 생각을 하는 사람이 많은 것 같습니다.

그러나 아주 흔한 '요통'조차도 정확한 원인을 모르는 경우가 부지기수입니다. 그중에서도 요추 척추관협착증은 의사마다 진단 기준이 다른 데다 과학적 근거가 충분하거나 대중이 납득할 만한 결정적 치료법도 아직 발견하지 못한 실정입니다.

수술만 받으면 다 좋아지지 않느냐고 생각하기 쉽지만 결코 그렇지 않습니다. 마비 증상이 남거나 몇 년 후 증상이 재발하기도 합니다.

그렇다고 해서 환자와 의사 모두 손 놓고 있을 수만은 없는 노릇입니다. 의사들은 눈앞에 있는 수많은 환자의 고통을 덜어주기 위해 그동안 쌓아온 식견과 노하우를 토대로 진료에 온 힘을 쏟고 있습니다.

이 책에서는 요통 환자라면 누구나 불안해하며 궁금할 법한 의문점에 각 분야의 전문의가 답하는 형식으로 척추관협착증 극복을 위한 최신 정보와 견해를 제시합니다.

여러분이 이 책을 통해 '자신에게 맞는 최고의 치료법'을 찾기를 간절히 희망합니다.

후쿠시마의과대학 정형외과 교수

기쿠치 신이치

일러두기

(　)는 필자의 주이며, [　]는 옮긴이 또는 편집자의 주입니다.

2장

척추관협착증의 아프고 저린 증상

3장

척추관협착증의 진찰과 진료

4장

척추관협착증과 약물 치료

5장

척추관협착증일 때 운동은 꼭 필요하다

6장

척추관협착증에 사용하는 보존 요법들

7장
척추관협착증일 때 꼭 필요한 자가 관리 요령

8장

척추관협착증일 때 식습관은 어떻게 개선할까?

9장

증상별로 다른 대처가 필요하다

10장

척추관협착증이면 반드시 수술해야 할까?

1장

척추관협착증이
어떤 병인지 아는가?

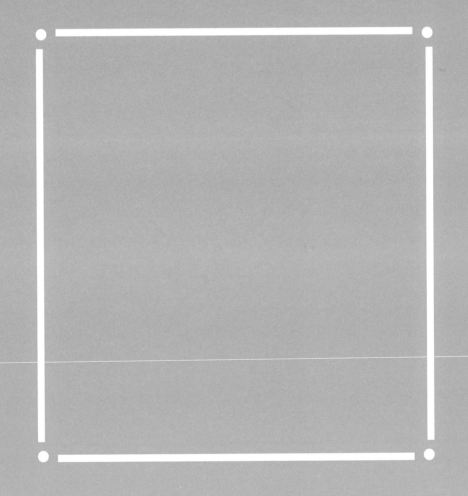

001

척추관협착증은 척추관을 지나는 신경이 눌려서 생기는 질환이다

척추관협착증은 허리뼈 내부에 세로로 된 척추관이라는 긴 터널이 어떤 원인으로 좁아져 그 속을 지나는 신경이 강하게 눌리면서 하반신에 통증이나 저림 증상이 나타나는 질환입니다.

신경이 오랫동안 압박받으면 염증이 생겨 요통이나 좌골신경통, 저림 증상이 나타나고 심한 경우 하지마비를 일으키기도 합니다. 더구나 신경에 있는 혈관이 계속해서 압박을 받으면 혈류가 정체되면서 산소나 영양이 충분히 공급되지 않습니다. 그 결과 신경 기능이 현저히 떨어져 저림, 냉증, 발의 감각 이상, 마비, 간헐파행(조금만 걸어도 다리가 땅기고 아프다가 조금 쉬면 낫는 빈혈성 동통) 등의 증상도 생깁니다.

척추관협착증은 어떤 신경이 압박받느냐에 따라 증상이 다르게 나타납니다. 마미馬尾('말총'이라고도 합니다. 27쪽 참고)라는 말초신경다발이 눌리면 배뇨 및 배변 장애가 발생하기도 하는데, 이럴 때는 조기 수술을 해야 합니다.

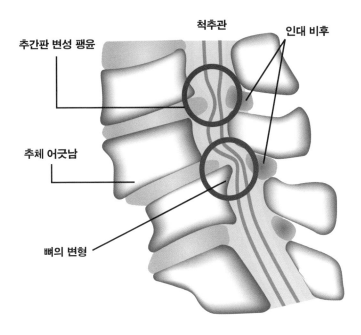

추간판 변성 팽윤

척추관

인대 비후

추체 어긋남

뼈의 변형

○ 동그라미 안이 협착 부위

척추관협착증의 주요 원인

① 추골의 변형
② 추간판 변성 팽윤
③ 인대 비후
④ 추간 관절의 변성

○ 자세한 해설은 16쪽을 참고하세요.

002

척추관 협착은 어떤 조직의 변성이
복잡하게 얽혀 생긴다

척추관 협착은 요추를 구성하는 추골과 추간판(추골과 추골을 연결하는 연골조직), 인대(뼈와 뼈를 연결하는 섬유조직) 등 어떤 조직의 변성이 복잡하게 얽혀 생깁니다. 병을 일으키는 구체적인 주요 원인은 다음과 같은 것들이 있습니다.

추골의 변형

추간판 위아래에 있는 추체(추골 부분)에 가시처럼 생긴 골극[기계적·염증성 자극 등으로 골변연부에 뼈가 튀어나온 것]이 돌출되어 척추관이나 추간공(척수에서 갈라진 신경근의 출구)을 밀어내 신경을 압박합니다.

추간판 변성 팽윤

추간판이 찌그러지거나 뒤쪽으로 부풀어 척추관이나 추간공을 좁혀 신경을 압박합니다.

16

인대 비후

추골과 추골을 세로로 연결하는 후종인대(척추뼈 몸통과 척추 사이 원반의 뒷면을 따라 붙어 있는 인대)나 황색인대(척추를 결합하는 가로막과 연결되는 황색의 탄력성 인대)가 두꺼워져 척추관이나 추간공이 좁아지면서 신경을 압박합니다.

추간 관절의 변성

추골 뒷부분에 있는 추간 관절이 손상되어 척추관이나 추간공이 좁아져 신경을 압박합니다.

이러한 요소들이 겹치면 변형성척추증을 초래하는데, 이는 척추 질환의 주요 원인입니다. 그 밖에 척추의 배열이 어긋나 척추관이 좁아지는 경우도 있습니다. 대표적으로 다음과 같은 두 가지 질환이 있습니다.

척추(변성, 분리)전방전위증

각 추골이 앞뒤로 어긋나면서 척추관과 추간공이 좁아져 신경을 압박하는 질환입니다. 변성전방전위증은 40세 이후의 여성에게 많이 나타나며, 마미증후군('말총증후군'이라고도 합니다. 65쪽 참고)을 일으키기 쉽습니다. 분리전방전위증은 비교적 젊은 사람에게 많이 나타나며, 다리 통증이 함께 나타나기도 합니다.

퇴행성측만증

척추가 좌우로 휘거나 틀어지면서 척추관과 추간공이 좁아져 신경을 압박하는 질환입니다. 척추관 협착은 주로 이러한 요인으로 발생합니다. 다만 한 가지 요인으로 병증이 발생한다기보다 대부분 여러 요인이 복합적으로 작용해 질환을 일으킵니다.

003

척추관협착증 환자가
해마다 증가하고 있다

일본정형외과학회의 조사에 따르면 척추관협착증 환자 수는 350만 명으로 추정한다고 합니다.[우리나라는 건강심사평가원 조사에 따르면 척추관협착증으로 진료받은 환자를 2019년 기준 170만 명으로 추정합니다.] 60대에서는 20명 중 한 명, 70대에서는 10명 중 한 명꼴로 발병하며, 50세 이상에서 나타나는 허리나 다리의 통증 및 저림 증상의 주요 원인으로 손꼽힙니다.

이렇듯 척추관협착증 환자 수가 해마다 증가하는 가장 큰 이유는 고령화가 급속도로 진행되고 있기 때문입니다. 척추관은 나이가 들면서 좁아지므로 고령일수록 증상이 잘 나타납니다. 최근 조사에서는 70세 이상인 사람의 경우 두 명 중 한 명이 척추관협착증일 가능성이 있다고 보고됩니다.

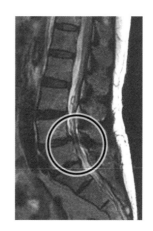

MRI 영상으로 척추관의 협착 유무를 확인한다.

그 밖에 환자 수가 증가한 데에는

MRI(자기공명영상) 검사의 보급으로 전보다 척추관 협착을 발견하기 쉬워진 점, 의료 진단 기준이 바뀌면서 의사가 진단을 내리기가 한결 수월해졌다는 점 등을 이유로 들 수 있습니다.

004

젊은 사람도
척추관협착증이 발병한다

 척추관협착증은 나이가 많을수록 흔히 발견되는 질환이기 때문에 고령화에 따라 환자 수가 증가하는 것은 자연스러운 일입니다. 실제로 일본 후쿠시마현 미나미아이즈군에 사는 남녀 1,862명을 대상으로 후쿠시마현립의과대학에서 시행한 조사에서도 고령일수록 척추관협착증 환자가 점점 늘어난다는 결과가 보고되었습니다.

척추관협착증 연령별 발병률

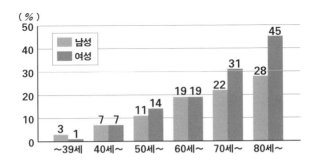

한편 태어날 때부터 척추관이 좁아 20대에서 40대에 증세를 호소하는 선천성 척추관협착증도 있습니다. 척추관협착증과 유전은 아직 관계가 명확히 밝혀지지는 않았지만, 가족 중에 척추관협착증 환자가 있다면 비교적 발병 확률이 높아진다는 보고도 있습니다.

후쿠시마현 미나미아이즈군에서 시행한 조사 결과, 40대에서는 척추관협착증이 발생하는 비율이 남녀 모두 7%로 나타났지만, 60대가 되자 남녀 모두 19%로 상승했습니다. 70대에서는 각각 22%, 31%로 여성의 비율이 급격히 높아졌고, 80대가 되자 남성의 28%, 여성의 45%가 척추관협착증으로 인한 허리 통증과 좌골신경통 등의 증세를 호소했습니다. 이러한 통계를 볼 때 여성의 경우 80대가 되면 두 명 중 한 명에게서 척추관협착증이 나타난다고 할 수 있습니다.

005

척추관협착증은 노화로 인한
척추의 퇴행성 변화가 큰 요인

척추관협착증의 가장 큰 발병 요인은 노화로 인한 척추의 퇴행성 변화입니다. 다시 말해 특히 남성에 비해 근력이 약한 여성은 척추에 부하가 걸리기 쉬우므로 중년이 되면서 척추관협착증 발병률이 남성보다 두 배 높아집니다. 중년 여성은 골밀도가 감소하는 골다공증이나 척추전방전위증을 앓는 경우도 많은데 이러한 요인들은 척추관협착증을 일으키는 원인이 되기도 합니다. 그 밖의 유발 요인으로는 운동 및 수면 부족, 편식, 흡연, 비만을 들 수 있습니다.

즉 생활 습관과 척추관협착증은 밀접한 관계가 있습니다. 이미 하반신에 어떤 이상 신호가 나타났다면 생활 습관을 바꾸고 척추관협착증을 예방하기 위해 노력해야 합니다.

척추관협착증의 원인이 되는 질환은 척추전방전위증이나 골다공증 외에도 변형성척추증, 퇴행성측만증, 요추 압박골절이 있습니다.

006

증세가 나타나는 위치를 알면
협착 발생 부위를 알 수 있다

환자가 통증이나 저림, 마비 증세가 있는 위치를 알려주면 정형외과 의사는 어떤 추골에서 신경이 압박받는지 어느 정도 예측할 수 있습니다. 가령 엉덩이부터 허벅지, 정강이 바깥쪽, 엄지발가락까지 뻗치는 통증이 있으면 제4요추와 제5요추 사이에서 척추관 협착이 발생해 제5요추의 신경근을 압박한다고 추측합니다. 또한 허벅지 뒤쪽에서 새끼발가락까지 통증이 있고, 까치발이 안 된다면 제5요추와 천추 사이에서 나오는 제1천추신경이 압박받는다고 봅니다.

이러한 통증 및 저림 등의 증상이 나타나는 영역으로 신경 압박 부위를 추측한 그림이 '더마토미'dermatome(피부 지각 범위)라는 인체도입니다.(오른쪽 그림 참고) 신경 압박 부위와 증상 위치가 반드시 일치하지는 않습니다. 그러나 더마토미를 보면 어느 정도 예측이 가능하므로 참고하길 바랍니다.

각각의 척수신경이 영향을 미치는 신체 부위를 나타낸 인체도

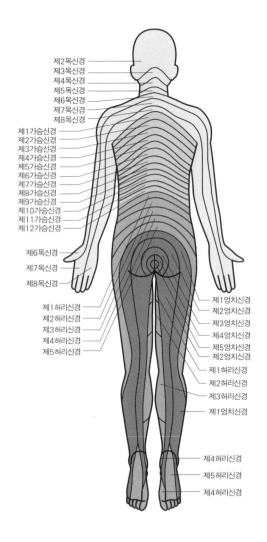

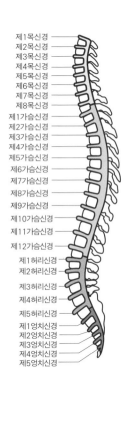

007

척추관협착증이 가장 많이 발생하는 부위는 제4요추와 제5요추 사이

척추는 추골이라는 작은 뼈 24개가 겹겹이 쌓인 구조물입니다. 추골에는 추공이라는 구멍이 있는데, 이것이 이어지면서 생긴 터널 형태의 긴 관이 척추관입니다. 척추관은 척수나 마미馬尾[척수신경 및 척수신경소근 다발], 신경근 등이 지나는 중요한 신경 통로입니다. 척추는 위에서부터 차례로 일곱 개의 추골로 구성된 경추, 열두 개의 추골로 구성된 흉추, 다섯 개의 추골로 구성된 요추, 그 아래로 천추(골반 중앙에 있는 뼈)와 미추가 이어집니다.

척추관협착증이 가장 많이 발생하는 부위는 제4요추와 제5요추 사이입니다. 이곳은 척추 아래쪽에 위치해 활동 시 늘 상체의 무게를 견디는 곳이기도 합니다. 그래서 하중을 지탱할 수 없게 되면 허리뼈가 어긋나거나 노화에 따라 척추를 서로 연결하는 황색인대가 두꺼워지거나 추간판이 찌그러져서 척추관이나 추간공 속을 빠져나와 그 속을 지나는 신경을 압박하게 됩니다. 고령자는 여러 군데에서 동시에 척추관 협착이 발견되기도 합니다.

008

척추관협착증의
세 가지 유형

척추관협착증은 압박받는 신경에 따라 세 가지 유형으로 나눌
수 있습니다. 정형외과 의사는 이 분류를 바탕으로 치료 계획을
세웁니다.

① 신경근형

척수에서 좌우로 갈라져 밖으로 나오는 신경근을 압박하는 유
형입니다. 증상이 양쪽 다리 중 한쪽에서만 나타난다는 특징이 있
습니다. 오랫동안 서 있을 때 신경이 압박받은 쪽 엉덩이, 허벅지,
종아리, 무릎, 발바닥까지 강한 통증이나 저림 증상이 나타납니다.

② 마미형

척수 끝에 있는 마미라는 말초신경다발이 압박받는 유형입니
다. 마미에는 신경이 밀집되어 있어 압박을 받으면 양쪽 엉덩이에
서 다리까지 광범위하게 저림, 마비 증상이 나타납니다. 그 밖에
냉감, 작열감, 발바닥이 찌릿한 감각 이상, 탈력감[몸의 힘이 쭉 빠지

① 신경근형

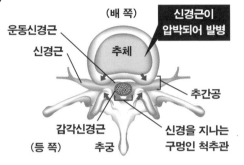

운동신경근
신경근
(배 쪽)
추체
신경근이
압박되어 발병
추간공
감각신경근
(등 쪽) 추궁
신경을 지나는
구멍인 척추관

② 마미형

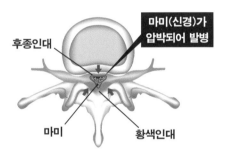

후종인대
마미(신경)가
압박되어 발병
마미 황색인대

③ 혼합형

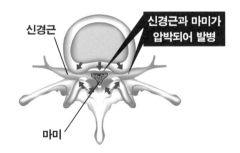

신경근
신경근과 마미가
압박되어 발병
마미

는 느낌], 간헐파행이 발생하기도 합니다. 마미는 방광 및 직장이 제대로 기능하도록 돕기 때문에 빈뇨나 실금, 잔뇨감, 변비 등 비뇨기 관련 증세가 발생하기 쉽습니다.

③ 혼합형

신경근형과 마미형이 혼합된 유형으로 증상 역시 섞여서 나타납니다. 혼합형은 퇴행성 척추전방전위증이 원인이 되어 발생하기 쉽습니다.

위의 세 가지 유형은 모두 수술이 필요한데, 특히 마미형과 혼합형의 치료는 복잡한 양상을 보입니다.

009

척추관협착증의 발병은
환경적 요인이 더 크다

척추관협착증의 발병은 유전적 요인보다 환경적 요인이 크기 때문에 생활 습관을 개선하면 병을 예방하고 증상이 악화하는 것을 막을 수 있습니다.

척추관협착증뿐만 아니라 대부분의 허리 통증은 허리 근육에 피로가 쌓여서 발생합니다. 특히 컴퓨터 작업이나 스마트폰 사용, 운전 등으로 장시간 한 자세를 취하는 사람은 자신도 모르는 사이에 허리에 부담을 주므로, 적어도 30분에 한 번은 몸을 적당히 움직여 피로가 쌓이지 않도록 해야 합니다. 특별한 체조가 필요하기보다는 허리를 가볍게 돌리거나 일어서서 기지개를 켜는 것만으로도 충분합니다. 장시간 같은 자세로 있는 것을 피하고 하체의 혈액 순환을 원활하게 하는 것이 중요합니다.

일상생활에서는 하루에 적어도 30분 이상 걷는 습관을 들이고, 집안일을 할 때는 허리에 무리가 가는 자세를 피해야 합니다. 또 매일 따뜻한 물로 목욕하면서 허리를 따뜻하게 하고, 허리 굴곡이 무너지지 않게 조금 딱딱한 곳에서 자는 편이 좋습니다.

010

척추관협착증은
조기 발견과 치료가 중요하다

흔히 디스크라고 알려진 요추 추간판탈출증(탈출hernia이란 추간판disk에 있는 수핵이 튀어나온 상태를 말합니다. 44쪽 참고)은 혈중 백혈구의 작용으로 추간판이 퇴축하는 질병이며, 척추관협착증과 증상이 비슷합니다. 증상이 심한 급성기 때는 진통제를 복용하거나 환부에 파스를 붙여 안정을 취하고 통증이나 저림 증세가 완화되면 서서히 일상생활로 돌아갈 수 있고 대부분 수술 없이 회복할 수 있습니다.

하지만 척추관협착증은 나이가 들면서 척추관이 좁아져 그 속을 지나는 신경이 압박되어 발생합니다. 협착이 빠르게 진행되어 증상이 악화하는 경우는 드뭅니다. 시간이 지나면서 척추의 변형이나 추간판의 변성, 인대의 비후 등 척추의 노화가 점진적으로 진행됩니다. 그러면서 아프거나 저린 증상도 점차 악화하기도 합니다. 따라서 이러한 사태를 예방하려면 척추관협착증의 조기 발견 및 치료가 중요합니다. 질환의 초기 단계에서 치료와 자가 관리를 잘하면 그만큼 척추관협착증의 진행을 막을 수 있습니다.

011

척추관협착증은 선천적 요소보다 후천적 요소가 크게 작용한다

척추관협착증 환자 중에는 태어날 때부터 척추관이 좁은 선천성 척추관협착증 때문에 20~30대에 허리 통증이나 좌골신경통이 생기는 사람도 있습니다. 척추를 구성하는 추골이나 추간판은 유전성이 강해 부모나 형제자매 중에 환자가 있으면 발병 위험이 높아집니다.

한편 나이가 들면 척추관은 좁아지기 마련이므로 누구나 발병할 수 있습니다. 다만 척추관협착증에 걸리는 사람과 평생 걸리지 않는 사람의 차이는 평소 생활 습관과 관련이 깊습니다. 새우등 같은 나쁜 자세나 운동 및 수면 부족, 흡연, 편식, 스트레스 등이 지속되면 허리뼈나 허리 주위의 근육 및 인대의 노화를 촉진해 발병 위험이 높아집니다. 실제로 허리에 부담을 주는 운송업 같은 직업군이나 장시간 앉아 있는 사무직, 계속 서서 일하는 서비스업 등의 직업군에서 환자가 많이 발생합니다. 척추관협착증은 후천적 요소가 강하게 영향을 미치므로 올바른 생활 습관을 가지면 발병 위험을 낮추거나 진행을 억제할 수 있습니다.

012

압박골절로
척추관이 협착된다

뼈는 조직의 파괴와 재생을 반복하는데, 뼈의 재생이 파괴 속도를 따라가지 못하면 골밀도가 저하되어 쉽게 골절이 됩니다. 이것이 바로 골다공증(뼈에 구멍이 생기는 질환)입니다. 여성호르몬이 감소하면 골밀도도 감소하기 때문에 골다공증은 특히 폐경기 여성에게서 많이 발생합니다.

골다공증으로 골절되기 쉬운 부위는 척추, 대퇴골(넙다리뼈), 손목뼈 등입니다. 보통 골절이 되면 극심한 통증을 수반하지만, 자신도 모르는 사이에 압박골절이 발생하기도 합니다. 척추에 압박골절이 생기면 등이 굽고 척추관이 넓어지므로 협착이 생기지는 않습니다. 하지만 척추에서 추체라는 부분이 좌우대칭이 아닌 비대칭으로 무너지면 퇴행성측만증과 같은 상태가 되어 신경근을 압박하므로 척추관 협착증 증상이 나타납니다.

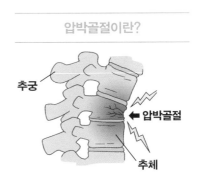

압박골절이란?

추궁

← 압박골절

추체

013

비만은 척추관협착증을
악화시킨다

　척추관협착증으로 인해 다리가 아프거나 저리면 움직이기가 귀찮아집니다. 그러나 잘 걷지 않는 생활이 지속되면, 일상생활에서 운동량은 급격히 줄었는데도 식사량은 그대로이기 때문에 비만이 되는 경우가 많습니다. 비만 체형이 되면 신체 중심 균형이 무너져 허리를 뒤로 젖히게 됩니다. 그 결과 허리뼈에 과도한 부하가 걸려서 척추관협착증은 더 심해집니다.

　따라서 척추관협착증 환자 중 비만 체형인 사람은 우선 다이어트부터 시작해야 합니다. 그렇지만 극단적으로 식사량을 줄이면 허리뼈 주변 근육량까지 함께 줄어 척추를 받쳐주는 힘이 부족해지므로 허리 통증을 악화시킬 우려가 있습니다. 그러므로 영양이 균형 잡힌 음식을 적당량 섭취하고 적당한 운동 또는 산책으로 몸을 움직여 적정 체중을 유지하는 것이 좋습니다.

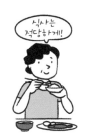
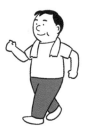

식사는 적당하게!

014

스트레스를 받으면
통증이 더 악화한다

우리 뇌의 측좌핵[뇌의 좌우에 신경이 모여 있는 곳으로 동기 및 보상과 관련된 정보를 처리]이라는 부위에는 오피오이드(opioid)라는 진통 완화 물질을 분비하는 기능이 있습니다. 그런데 최근 연구에 따르면 불안이나 공포심 같은 스트레스에 자주 시달리다 보면 자율신경이 변성을 일으켜 뇌의 진통 작용이 제대로 작동하지 않아 평소보다 통증을 두세 배 강하게 느끼는 것으로 나타났습니다.

척추관협착증 환자 중에는 하지의 통증이 좀처럼 가라앉지 않아 걱정하는 사람도 있습니다. '이러다 평생 못 고치는 거 아니야?', '걷지 못하게 되는 건 아닐까?', '일을 못하게 될지도 몰라', '이렇게 아픈데 아무도 몰라주다니…' 하면서 공연한 불안이나 공포심에 휩싸여 괴로워하는 사람이 많습니다. 이러한 스트레스를 받으면 통증은 더 악화하고 불안과 공포심은 증폭되는 악순환에 빠지게 됩니다. 악순환을 끊어내기 위해서는 필요 이상으로 통증을 두려워하지 않고 적극적으로 치료하려는 자세가 중요합니다.

015

척추관협착증과 당뇨병은
합병되기 쉽다

한국의 연구팀은 척추관협착증과 당뇨병을 동시에 앓고 있는 환자 119명을 대상으로 2년 동안 추적조사를 시행했습니다. 이 조사 보고에 따르면 수술로 척추관협착증의 증상이 호전되자 헤모글로빈A1c(1~2개월 동안의 혈당 추이를 나타내는 지표. 6.5% 이상이면 당뇨병형)와 BMI지수(비만지수)가 뚜렷하게 개선되었습니다. 그 이유는 척추관협착증으로 인한 통증이나 저림 증상이 신체 활동량을 감소시켜 고혈당과 비만으로 이어지기 쉽기 때문입니다.

한편 당질을 많이 포함한 탄수화물을 지나치게 섭취하면 신체의 '당화'가 촉진됩니다. 당화란 체내 단백질이 당과 결합해 AGE(종말당화산물)라는 노화 물질을 만들어내는 반응을 말합니다. AGE는 혈당을 상승시키고 나아가 AGE의 생성도 촉진합니다.

AGE는 체내 어디에나 축적되기 쉽고, 축적된 장소에서는 점점 노화가 진행됩니다. 특히 인대나 추간판을 구성하는 단백질이 노화되면 인대가 두꺼워지거나 추간판이 변형되어 척추관이 좁아지기 쉽습니다. 고혈당 상태가 지속되면 체내에 AGE가 대량으로 축적되어 척추관이 좁아지는 원인이 되므로 당질이 많은 탄수화물을 지나치게 섭취하지 않도록 주의해야 합니다.

척추관협착증과 당뇨병이 합병된 사람은 평소 운동량과 식단을 점검하고 각 병증의 치료를 병행해야 합니다.

신체의 '당화'란?

당화란 체내의 단백질과 당이 결합되어 AGE라는 노화 물질을 만들어내는 반응이다. AGE는 체내 어디에나 축적되기 쉽고, 축적된 장소에서는 점점 노화가 진행된다. 특히 인대나 추간판을 구성하는 단백질이 노화되면 인대가 두꺼워지거나 추간판이 변형되어 척추관이 좁아지기 쉽다.

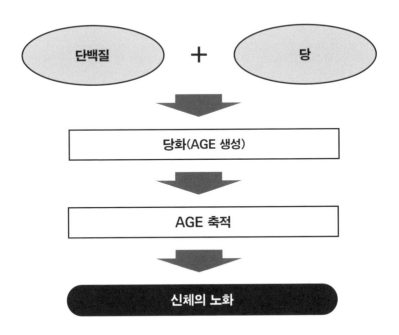

016

척추관협착증은 반드시
담배를 끊어야 한다

척추관협착증의 주요 발병 원인은 노화에 따른 추간판의 변성입니다. 추간판이란 척추를 구성하는 추골 사이에서 쿠션 역할을 하는 연골조직입니다. 추간판의 탄력성이 없어지면 추골끼리 서로 스쳐 가시처럼 생긴 골극이 만들어지고 이것이 척추관을 좁혀 신경을 압박하게 됩니다.

최근 연구에 따르면 흡연은 추간판의 노화를 앞당기고 허리 통증을 악화시키는 것으로 나타났습니다. 추간판의 주성분인 콜라겐을 체내에서 합성하려면 반드시 비타민C가 필요합니다. 그러나 흡연은 체내의 비타민C를 급격히 감소시키기 때문에 콜라겐 합성이 제대로 이루어지지 않아 추간판의 변성을 일으킵니다.

척추관협착증이 있다면 하루라도 빨리 담배를 끊고 비타민C를 충분히 섭취해야 합니다. 비타민C는 레몬, 딸기, 파슬리, 브로콜리 같은 과일과 채소에 풍부하게 들어 있습니다. 바빠서 제대로 챙겨 먹을 수 없거나 편식을 해서 과일이나 채소를 꺼리는 사람은 영양제로 보충해도 좋습니다.

척추관협착증이 있을 때 금연을 강력하게 권고하는 이유는 또 있습니다. 일단 몸속에 니코틴이 들어오면 혈관이 수축해 근육이나 인대가 경직됩니다. 이때 생기는 근육과 인대의 경직이 허리 통증을 일으키는 원인이 됩니다. 따라서 증상을 개선하려면 반드시 담배를 끊어야 합니다.

017

척추관협착증인데
골프는 계속하고 싶다?

척추관협착증을 진단받은 후 운동을 계속해도 되는지 묻는 분들이 있습니다. 골프 스윙 자세에서 허리 통증이나 다리 저림을 느낀다면 일단 골프를 자제하고 정형외과 진료를 받아야 합니다. 그런 다음에 의사의 지시에 따라 운동 요법으로 증상을 개선하려고 노력해야 합니다. 적절한 운동 요법을 시행하여 척추나 하반신을 지탱하는 근육군이 강화된다면 골프를 다시 시작하더라도 크게 무리가 없습니다.

물론 통증이 거의 없는 경우라도 주치의와 충분히 상담하고 골프를 하는 것이 좋습니다. 단, 이때에도 드라이버로 풀 스윙은 삼가고 쇼트 아이언으로 하프 스윙하는 등 허리를 과도하게 쓰지 않는 클럽을 사용해야 합니다. 그리고 골프를 하고 나서 통증이 심해지지 않는지 유심히 관찰해야 합니다.

환자 중에는 골프를 다시 시작하기 위해 운동 요법이나 걷기로 근육을 단련하며 척추관협착증을 극복하는 사람도 많습니다. 취미인 등산을 계속하기 위해 재활 치료를 열심히 한 끝에 결국 몽

블랑 등반에 성공한 환자도 있습니다. 지금까지 진료한 환자들을 보면 '병이 나았을 때 무엇을 하고 싶은지' 목표가 뚜렷할수록 치료에 성실히 임했고 그 결과 증상이 빠르게 호전되었습니다.

018

척추관협착증 환자는 '운동기능저하증후군'에 걸리기 쉽다

척추관협착증은 고령사회에서 문제시되는 운동기능저하증후군(로코모티브 신드롬locomotive syndrome)의 주요 원인 중 하나입니다. 이 질환은 근육, 뼈, 관절 등이 많이 약해져 걷기나 일상 동작에 지장을 주는 상태로 침상환자로 돌입하기 전 단계로 볼 수 있습니다.

척추관협착증이 진행되면 아프고 저린 증상 때문에 서고 걷는 일상 동작이 힘들어지고 이로 인해 운동량이 부족해지므로 근력과 골량이 감소합니다. 근력과 골량의 감소는 운동 기능을 더욱 떨어뜨립니다. 그렇기 때문에 넘어져서 대퇴골(넙다리뼈)이 골절되면 거동이 어려워 간병을 받아야 하는 상황에까지 이를 수도 있습니다.

이러한 최악의 사태를 막기 위해서라도 척추관협착증 치료를 위한 운동 요법(102쪽~110쪽 참고)을 열심히 따라 하면 좋습니다. 환자 삶의 질을 보장하려면 평소 걷기 등의 운동 기능을 잘 유지해 장기 침상환자가 되지 않도록 하는 것이 무엇보다 중요합니다.

나는 운동기능저하증후군일까?

다음 중 한 가지라도 해당한다면 로코모티브 신드롬을 의심할 수 있습니다.

1	한쪽 발로 서서 양말을 신기 어렵다.	☐
2	집 안에서 넘어지거나 미끄러지는 일이 많다.	☐
3	계단을 오를 때 난간을 꼭 잡는다.	☐
4	녹색 불이 켜 있는 동안 횡단보도를 다 건너지 못한다.	☐
5	15분 동안 쉬지 않고 걸을 수 없다.	☐
6	2킬로그램의 물건(1리터짜리 우유팩 두 개)을 들기 힘들다.	☐
7	청소기 사용이나 이불 정리가 힘들다.	☐

(출처: 일본정형외과학회공인, 일본 로코모티브 신드롬 예방계발사이트 '로코모챌린지')

019

요추 추간판탈출증과 척추관협착증의 증상 차이

요추 추간판탈출증(이하 추간판탈출증)은 추간판 내부에 있는 젤리 상태의 수핵인 디스크가 밖으로 튀어나와 신경을 압박하는 상태입니다. 척추관협착증과 마찬가지로 허리 통증이나 좌골신경통을 동반하며 간혹 배변 및 배뇨 장애 등 심각한 증상을 보이는 경우도 있습니다.

서 있는 자세에서 허리를 앞으로 굽힐 때 통증이 심하다면 추간판탈출증이, 반대로 허리를 뒤로 젖힐 때 통증이 심하다면 척추관협착증이 의심됩니다. 또한 척추관협착증은 몸을 움직일 때 통증이 발생하기 쉽지만, 추간판탈출증은 가만히 있어도 통증이 자주 나타납니다. 똑바로 누워 무릎을 펴고 한쪽 다리를 바닥에서 30~60도 올렸을 때 하반신에 강한 통증이 느껴진다면 추간판탈출증일 가능성이 높습니다.

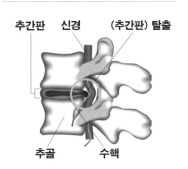

추간판탈출증이란?

추간판 신경 (추간판) 탈출

추골 수핵

020

척추관협착증 증세 때문인지 우울하다. 기분 탓일까?

척추관협착증을 앓는 기간이 길어질수록 우울 증세를 보이는 환자들이 꽤 많습니다. 실제로 많은 환자가 '점점 악화하는 것 같은데 안 낫는 거 아니냐', '주위에 폐가 될까 걱정이다', '왜 나만 이런 병에 걸리나', '아픈데 아무도 알아주지 않는다'와 같은 불안을 안고 있다고 고백합니다.

도쿄대학교 의학부에서 시행한 조사에서도 이와 비슷한 결과가 나왔습니다. 척추관협착증을 진단받은 남녀 253명을 대상으로 우울 정도를 조사한 결과, 32%의 사람에게서 우울감이 나타났습니다. 또한 아프고 저린 증상 때문에 걷는 시간이 짧아지는데, 그럴수록 우울 상태에 빠지기 쉽다는 결과도 보고되었습니다.

우울 증상이 있으면 감각 신경이 예민해져 통증이나 저림 증상을 강하게 느낄 뿐만 아니라 집에만 있으려 합니다. 몸의 움직임이 적어져 사지의 근력이 약해지면 점점 걷기가 힘들어집니다. 따라서 긍정적인 마음으로 증상을 개선하도록 노력해야 합니다. 우울감에서 벗어나야 아프고 저린 증상도 빠르게 회복됩니다.

021

척추관협착증은 요부 척추전방전위증이나 퇴행성측만증과 관련이 있다

척추관협착증 환자는 과거 요통 질환을 앓았던 경험이 많습니다. 그중 가장 흔한 질환이 허리뼈가 변형되어 요통을 유발하는 변형성척추증입니다. 그 밖에 비교적 젊은 층에서 많이 발생하는 척추전방전위증이나 고령자에게 많이 발생하는 퇴행성측만증도 있습니다.

척추전방전위증

허리뼈의 추골이 앞뒤로 서로 어긋난 상태를 '척추전방전위증'이라고 하는데, 두 가지 유형이 있습니다. 하나는 '척추분리형 척추전방전위증'으로 추궁(추골의 뒷부분)과 추체(추골의 앞부분)가 골절되어 분리된 상태입니다. 주로 30대~40대 남성에게서 나타나고, 하반신에 통증을 동반합니다.

또 다른 하나는 '퇴행성 척추전방전위증'으로 추궁과 추체는 연결되어 있지만, 디스크가 노화 등의 원인으로 변성되어 위아래 추골이 서로 어긋난 경우입니다. 40세 이후의 여성에게서 나타나며 하반신의 통증 및 저림, 회음부 증상이 있고 배뇨 및 배변 장애를 일으킵니다.

퇴행성측만증

척추는 정면에서 보면 직선 형태이지만, 노화 등의 이유로 퇴행성측만증이 발생하면 좌우로 10도 이상 휘며 척추관이 좁아집니다. 척추관협착증은 흔히 퇴행성 척추전방전위증이나 퇴행성측만증을 동반합니다.

척추가 휘면 좌우로 갈라져 나오는 신경의 출구 부분(추간공)이 좁아지면서 신경이 압박받거나 팽팽해져 하지의 통증 및 저림, 간헐파행 등의 증세가 나타납니다. 다추간다근장애(요추의 두 군데 이상의 추간판에서 신경 압박이 발생하고, 두 개 이상의 신경근이 압박되어 통증을 일으킵니다)의 경우도 있기 때문에 정확한 검진이 필요합니다.

척추전방전위증과 퇴행성측만증

척추전방전위증
주로 40세 이후의 여성에게서 발생하며 위아래 추골이 서로 어긋나는 증상.

퇴행성측만증
노화 등의 이유로 척추가 좌우로 10도 이상 휘는 증상.

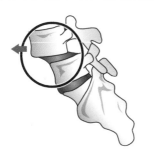

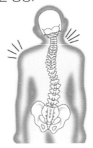

022

어머니가 척추관협착증을 진단받았다.
가족은 어떻게 도와야 할까?

가족 중에 척추관협착증 환자가 있다면 되도록 혼자 움직일 수 있게 환자가 할 수 있는 일은 스스로 할 수 있도록 맡겨 두는 태도가 필요합니다. 가족이 모든 일을 도와주면 환자 스스로 몸을 움직이지 않는 탓에 남아 있는 근육마저 더 쇠약해지고 관절이 움직이는 범위가 좁아져서 전혀 움직일 수 없는 상황에까지 이를 수 있습니다.

환자에게만 맡겨 두기가 불안하다면 집안일을 같이 하는 것도 방법입니다. 부엌에 서서 함께 요리를 한다든지 쇼핑을 하면 환자의 하체 근육을 강화할 수 있습니다. 환자의 보행 속도에 맞춰 천천히 걸으며 무거운 짐을 들어주고 중간중간 앉아서 휴식을 취하도록 해주는 것입니다. 이렇게 환자 혼자서는 버거운 일들을 자연스럽게 도와주면 척추관협착증의 진행을 막는 데 도움이 됩니다.

2장

척추관협착증의
아프고 저린 증상

023

척추관이 좁아지면
왜 아프거나 저릴까?

척추관이란 척추, 추간판, 황색인대 등으로 둘러싸인 수핵이 지나는 공간입니다. 나이가 들면 척추가 변형되거나 추간판이 부풀어 오르고, 황색인대가 두꺼워져 척추관이 좁아집니다. 그러면 척추관 속을 지나는 신경이 압박을 받아 척추관협착증이 발병하는 것입니다.

신경 압박이 오랜 시간 지속되면 결국 신경에 염증이 생겨 요통, 하지통, 저림 등의 증상이 나타납니다. 또 신경관 속에서 신경이 오랫동안 눌려 있으면 혈류가 정체되어 산소나 영양소가 충분히 공급되지 않으므로 산소 결핍 상태가 됩니다. 이는 간헐파행이나 다리의 마비, 강한 저림, 엉덩이 주위의 냉감이나 작열감 같은 감각 이상을 초래합니다. 배설 장애도 더러 있으므로 혼자서 배뇨 및 배변이 어렵다면 서둘러 수술을 고려해야 합니다.

024

다리만 저리고 허리 통증은 없다. 이것도 척추관협착증일까?

대부분 40세가 지나면 척추관이 좁아지지만 그렇다고 해서 반드시 척추관협착증 증상이 나타난다고 할 수는 없습니다. 척추관협착증 환자 중에 허리 통증이 있는 경우는 50~60%로, 척추관협착증이라고 해서 반드시 허리가 아픈 것은 아닙니다.

진단을 내릴 때는 MRI(자기공명영상) 검사 등의 영상 소견보다 환자의 증상을 중요하게 여깁니다. 척추관협착증 증상이 있고 검사(보행부하·입위부하 검사 포함) 결과 척추관협착증이 의심되면 영상의학 검사를 진행합니다. 모든 것을 종합해서 환자의 증상 및 소견을 증명하는 협착이 인정되면 그때 진단을 내립니다. 즉 척추관협착증에서 전형적으로 보이는 간헐파행 등의 증상은 중요한 진단 기준이 됩니다.

간헐파행은 환자의 60~80%에서 나타납니다. 조금만 걸어도 다리가 아프고 저린 증상 때문에 더 이상 걷지 못하여 몸을 숙여 잠시 휴식을 취해야 회복이 되는 사람은 척추관협착증을 의심해봐야 합니다.

025

척추관협착증 증상의
특징

척추관협착증으로 인한 요통과 다리 통증 및 저림 증상은 주로 다음과 같은 특징이 있습니다.

요통

척추관협착증으로 발생하는 만성적이고 둔한 통증이 대부분이며 갑자기 극심한 통증을 일으키는 급성 요통은 그리 많지 않습니다. 환자 중에는 요통이 전혀 없는 경우도 상당수 있습니다.

다리 저림

척추관협착증으로 생기는 다리 저림의 양상은 환자마다 제각각입니다. 전기가 통하는 듯한 찌릿찌릿한 느낌, 바늘로 찌르는 듯한 따끔거리는 통증, 열감, 냉감, 발바닥에 종이가 달라붙어 있는 듯한 느낌, 신발 속에 자갈이 들어 있는 듯한 느낌이 든다고 합니다. 피부의 감각이 둔하거나 민감하다고 호소하는 사람도 있습니다.

다리 통증

척추관협착증 환자는 엉덩이에서 허벅지, 종아리, 발등, 발끝까지 통증이 강하게 뻗치는 좌골신경통을 주로 호소합니다. 압박받는 신경근에 따라 서혜부(사타구니)까지 통증이 나타나기도 합니다.

다리의 힘 빠짐

발뒤꿈치를 들 수 없고 슬리퍼가 잘 벗겨지는 등 다리에 힘이 들어가지 않는다고 호소하는 환자도 있습니다. 중증이 되면 다리의 근력 저하로 발끝을 올릴 수 없게 되어 계단이나 단차가 있는 곳에서 발을 헛디디기 쉽습니다.

척추관 협착의 구조

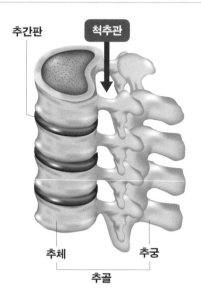

추간판 / 척추관 / 추체 / 추궁 / 추골

척추관은 척수, 마미, 신경근 등이 지나는 통로인데, 노화와 생활 습관 등에 의해 좁아지면, 이 신경들이 압박을 받아 통증과 마비를 일으킨다. 이러한 증세를 척추관 협착이라고 한다.

026

잘 넘어진다, 다리가 무겁다,
발바닥이 찌릿찌릿하다

하지의 통증 및 저림, 간헐파행 등 척추관협착증의 전형적인 증상이 나타나기 전에 초기 증상을 경험하는 경우가 있습니다. 허리가 아프다, 잘 넘어진다, 다리가 무겁다, 발이 잘 저린다 등 여러 증상이 있습니다. 그중 허리 통증을 주목할 필요가 있습니다.

허리 통증의 80% 이상은 원인을 특정할 수 없는 요통입니다. 그래서 환자들은 척추관협착증을 진단받기 전에 길게는 몇 년씩이나 원인 모를 요통에 시달리기도 합니다. 그러므로 허리 통증은 그 빈도나 강도를 세심하게 관찰하여 더 늦지 않게 치료를 받는 것이 좋습니다.

그 외에 '다리가 무겁다', '다리의 피부 감각이 둔하다', '발바닥이 찌릿찌릿하다', '발바닥에 테이프가 붙어 있는 것 같다', '신발속에 자갈이 들어 있는 것처럼 불쾌하다'와 같은 증상을 호소하는 사람도 있습니다. 이러한 증상이 지속되고 스스로 이상 신호를 감지한다면 서둘러 정형외과 검진을 받아야 합니다.

허리가 아프다.

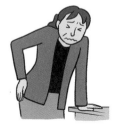

잘 넘어진다.

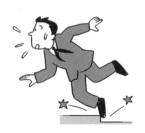

다리가 무겁다.

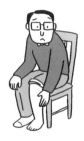

발바닥이 저리다.

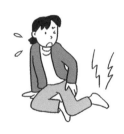

발바닥에 테이프가
붙어 있는 느낌이 든다.

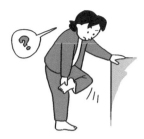

신발 속에 자갈이 들어
있는 듯한 불쾌감이 있다.

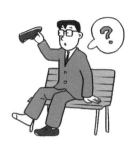

027

간헐파행은 척추관협착증 환자의 60~80%가 겪는다

간헐파행이란 걷는 도중 허리에서 발까지 통증이나 저린 느낌 (회음부에 나타나기도 합니다.), 탈력감으로 일시적으로 걸을 수 없다가도 잠시 앉아 쉬면 다시 걸을 수 있는 보행 장애를 말합니다. 간헐파행이 나타났을 때 쭈그려 앉거나 허리를 숙여 잠시 휴식을 취하면 통증이나 저림 증상이 완화되는데, 척추가 둥그러지고 척추관이 넓어지면서 신경이 덜 눌리기 때문입니다.

간헐파행은 환자의 60~80%에서 나타나고, 증상이 나타나는 시간이나 보행 거리는 사람마다 다릅니다. 경증이라면 몇십 분 정도는 쉬지 않고 걸을 수 있지만, 중증으로 진행되면 5미터도 채 걸을 수 없으므로 수술을 고려해야 합니다.

간헐파행을 악화시키지 않으려면 가능한 만큼 밖에서 걷거나 실내에서 제자리걸음으로 하체의 근력을 유지하는 것이 중요합니다. 단, 반드시 통증이나 저림 등의 증상이 나타나기 전에 휴식을 취해야 합니다.

028

간헐파행은 척추관협착증 외 다른 질환도 의심해야 한다

간헐파행은 척추관협착증 외에 폐색성 동맥경화증을 대표하는 말초동맥질환(PAD)에서도 나타납니다. 간헐파행은 원인 질환이 무엇이냐에 따라 다스리는 방법이 다릅니다. 척추관협착증은 허리를 굽힌 자세에서 휴식을 취하면 증상이 좋아지는 반면, 말초동맥질환은 서서 잠시 쉬기만 해도 증상이 사라집니다.

폐색성 동맥경화증이란 골반에서 발까지 동맥경화가 진행된 상태입니다. 혈전(혈액 덩어리)이 생겨 혈관이 막히는 등 혈류가 정체되어 다리에 산소와 영양 공급이 충분히 이루어지지 않은 탓에 간헐파행이 발생합니다. 초기에는 발에 냉감이나 피부색의 변화가 일어나고 점차 간헐파행과 다리의 통증을 동반합니다.

주로 20~40대 남성 흡연자에게 잘 나타나는 폐쇄성혈전혈관염(버거병)도 다리의 말초 혈관에 염증을 일으켜 간헐파행을 일으킵니다. 어떤 동맥질환이든 혈전이 혈관을 막아 다리의 괴사를 일으킬 수도 있으므로 간헐파행 증세가 나타난다면 되도록 빨리 병원을 찾아야 합니다.

029

간헐파행이 발생하면
보행 거리가 10미터도 안 된다

척추관협착증 환자 126명(남성 55명, 여성 71명, 47~86세 환자)을 대상으로 조사한 결과, 환자 전원(100%)이 간헐파행을 겪은 것으로 나타났습니다.(일본 시미즈정형외과클리닉 자료) 한 번에 200미터를 걸을 수 없다고 답한 사람이 55%였고, 보행 거리가 10미터 이하라고 답한 사람도 15%나 되었습니다. 또 간헐파행 때문에 밖에 나가려는 의욕이 사라져 집에만 있다고 답한 사람도 많았습니다. 이런 현상들은 모두 하지 근력을 떨어뜨리고 증상을 악화시키는 주요 원인이 됩니다.

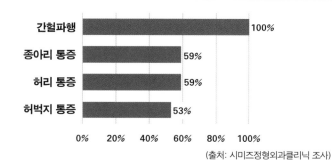

척추관협착증 환자가 경험한 증상

간헐파행 100%
종아리 통증 59%
허리 통증 59%
허벅지 통증 53%

0%　20%　40%　60%　80%　100%

(출처: 시미즈정형외과클리닉 조사)

030

척추관협착증 증상이
급격하게 악화하는 경우를 조심하라

척추관협착증은 증상이 심해지는 경우도 있지만, 큰 변화 없이 비슷한 증상이 몇 년간 지속되기도 합니다. 그리고 증상이 진행되더라도 서서히 악화하는 경우가 대부분입니다.

여성에게서 나타나는 퇴행성 척추전방전위증에 따른 마미형 (27쪽 참고) 척추관협착증은 허리 통증이나 다리 저림, 발바닥 위화감 등이 나타나면서 점점 악화합니다.

한편 통증이나 저림 증상이 없는 마미형 척추관협착증 같은 경우에는 상대적으로 병원을 늦게 찾기 때문에 그동안 신경이 손상되기도 합니다. 또한 어느 날부터 갑자기 간헐파행을 비롯한 여러 가지 증상이 나타나는 일도 있습니다.

환자 중에는 허리 통증이나 간헐파행이 나타나고 단기간에 배뇨 및 배변 장애나 다리의 통증 및 마비가 추가로 발생하기도 합니다. 방치하면 평생 회복되지 않을 수 있으므로 즉시 전문의의 진료를 받고 때에 따라서는 수술을 고려해야 합니다.

031

척추관협착증의 증상 범위나 부위가
자꾸 달라진다. 그 이유는?

척추관협착증의 증상에는 통증이나 저림, 냉감, 작열감, 경련, 터질 듯한 느낌, 발바닥 불편감 등 여러 가지 감각 장애가 있습니다. 이러한 감각 장애가 반년 또는 몇 년 동안 지속되면 증상 범위가 확대되거나 발현 부위가 허리에서 발로, 발에서 허리로, 또는 오른 다리에서 왼 다리로 이동하기도 합니다. 또 단기간에 증상이 심한 부위가 바뀌는 경우도 더러 있습니다. 이렇듯 시간이 지나면서 증상의 정도가 변화하고, 증상의 발현 부위가 이동·확대되는 현상이 나타납니다.

이러한 현상의 원인은 신경이 압박받는 범위가 넓어지거나 신경의 위치가 바뀌기 때문인데 특히 척추관협착증의 마미형(27쪽 참고)에서 강하게 나타납니다. 신경 다발에 있는 마미 중에는 엉덩이에서 발끝까지의 감각을 지배하는 것도 있어서 마미가 압박된 위치나 정도에 따라 증상의 범위나 부위도 달라집니다.

032

저린 느낌과 마비에는
어떤 차이가 있을까?

    저린 느낌은 감각신경에 어떤 장애로 전기 신호가 제대로 전달 되지 않아 발생하는 증상입니다. 전기 신호 흐름에 이상이 생기면 욱신거리거나 찌릿찌릿한 느낌이 듭니다. 또 피부에 감각이 없거 나 둔해지는 지각탈출 또는 지각둔마[신경 계통이나 정신 작용 등에 장 애가 생겨 지각 기능이 마비되는 일]도 전기 신호를 정상적으로 전달하 지 못해서 발생합니다.

    반면 마비는 감각신경이 아닌 신체의 동작을 관장하는 운동신 경에 이상이 생겨 발생하는 증상으로 팔다리를 포함해 몸이 움직 일 수 없는 상태를 말합니다.

    중추신경은 회복과 재생이 안 됩니다. 그러나 저린 느낌과 마 비의 원인이 되는 손상된 말초신경에는 재생 능력이 있습니다. 말 초신경의 회복 속도는 매우 더디게 하루에 0.3~1mm 정도씩 재 생됩니다. 하루에 1mm씩 재생되므로 1개월이면 약 3cm밖에 회 복되지 않는 셈이기 때문에 사지를 통과하는 긴 신경이 회복되려 면 2년 이상 걸리기도 합니다.

다만 어떤 질환으로 인해 척수에 있는 말초신경의 모체가 되는 신경세포가 파괴되면 회복을 기대하기 어렵습니다. 마찬가지로 말초신경 말단의 혈액 순환이 악화하는 경우에도 회복이 어렵습니다.

033

증상이 나타나기 쉬운 요일이나 시간대가 있다

척추관협착증의 증상은 자세나 동작, 컨디션, 날씨, 기압, 기온 등 다양한 요건에 따라 변화하고 시간대에 따라서도 증상의 정도가 달라집니다. 최근에는 스트레스가 증상에 영향을 미친다는 사실도 밝혀졌습니다.

우리의 몸속에서는 '오피오이드'라는 진통 완화 물질이 작용하는데, 스트레스를 강하게 받으면 오피오이드가 제대로 작동하지 않아 통증이나 저림 증상을 느끼게 됩니다.

일본 중앙노동재해방지협회가 펴낸《직장 내 요통예방대책 매뉴얼》에 따르면 요통 발병 건수가 가장 많은 요일은 월요일이고, 시간대는 업무를 시작한 지 얼마 안 되는 오전 9시에서 11시 사이라고 합니다. '월요일 오전'은 직장인들이 스트레스를 가장 많이 받는 시간이기 때문에 특히 이때는 스트레스가 증상의 정도에 가장 크게 영향을 미친다고 할 수 있습니다.

034

기온이나 날씨가 척추관협착증에 영향을 미친다

척추관협착증과 상관없이 눈, 비가 오는 날이나 그 전날에는 하반신 통증이나 저림 증상이 심해지는 사람이 있습니다. 이러한 현상은 기압이나 기온의 변화와 밀접한 관련이 있습니다. 저기압 날씨에는 염증 물질의 분비가 늘어나기 때문에 신체 여기저기서 통증이 발생하고 척추관협착증의 증상도 악화하기 쉽습니다.

기압이 낮은 데다 날씨까지 궂은 날에는 자율신경의 기능이 교란되기 쉽습니다. 부교감신경(심신의 작용을 안정시키는 신경)이 지나치게 우세하면 저혈압 증상이 나타나면서 환부의 노폐물이나 통증 유발 물질이 배출되지 않는데, 이는 통증이나 저림 증상을 강하게 유발합니다.

한편 기온이 급격하게 떨어져 교감신경(심신의 기능을 활발하게 하는 자율신경)이 우세한 상태가 지속되면 혈관이나 근육이 수축되어 통증이나 저림 증상을 강하게 느낍니다. 추운 날 증상이 심해진다면 목욕을 하거나 핫팩을 하복부·신장 부근·목 뒤에 대서 몸을 따뜻하게 해 혈액 순환을 원활히 하는 것이 중요합니다.

035

배뇨 및 배변 장애의
구체적인 증상에 주목하라

마미신경은 방광 및 직장의 기능과 밀접합니다. 그래서 마미형 척추관협착증(마미증후군, 27쪽 참고)은 협착이 진행되면 방광 및 직장 장애(배설 장애)가 나타날 확률이 높아집니다.

방광 및 직장 장애의 대부분은 소변 횟수의 변화에서 시작됩니다. 소변 횟수가 늘거나 줄어드는 형태로 나타납니다.

마미형 척추관협착증에 걸리면 엉덩이 감각이 둔해져서 소변이나 대변을 실금할 수 있지만, 지금까지의 사례를 보면 대변을 실금할 정도로 악화한 사례는 없습니다.

고령의 남성에게는 전립선비대증으로 요도가 압박되어 소변을 보는 힘이 떨어져 빈뇨, 절박뇨, 야간 빈뇨가 나타나기도 합니다. 배뇨 장애의 원인이 척추관협착증인지, 전립선비대증인지를 판단하려면 저린 느낌 등 신경 증상이 있는지 없는지 확인할 필요가 있습니다.

036

척추관협착증의 괴로움은
언제쯤 사라질까?

일본정형외과학회가 펴낸《요부척추관협착증 진료 가이드라인 2011》에 따르면 경도 또는 중등도 레벨의 척추관협착증 환자 중 3분의 1에서 2분의 1가량은 시간이 지나면 자연 회복이 된다고 합니다.

보존 요법(수술 이외의 치료법. 88쪽 참고)으로 치료한 환자 120명의 경과를 5년 동안 관찰한 결과, 절반에 가까운 52명(43.3%)에게서 증상이 호전되었다는 사실도 나타났습니다. 즉 고령이라고 해서 나이가 들수록 증상이 악화한다고 할 수는 없는 셈입니다. 척추관협착증의 세 가지 유형(27쪽 참고) 중에서도 특히 신경근형은 비교적 증상이 개선되기 쉬운 편입니다.

마미형이나 혼합형도 적절한 치료를 받고 통증을 유발하는 자세나 동작을 피하면 별 지장 없이 일상생활을 할 수 있습니다. 따라서 주치의와의 충분한 상담과 지속적인 치료 및 자가 관리가 중요합니다.

3장

척추관협착증의
진찰과 진료

037

척추관협착증은
어느 진료과에서 진찰받으면 좋을까?

대부분의 요추 척추관협착증(이하 척추관협착증이라고 함)은 척추를 구성하는 추골, 그 주위를 둘러싸고 있는 추간판(쿠션 역할을 하는 연골), 인대(뼈와 뼈를 연결하는 질긴 섬유조직) 등의 변형이나 변성이 원인이 되어 발생합니다. 그래서 허리 및 다리의 통증이나 저린 느낌, 오래 걸을 수 없는 증세가 나타날 때는 우선 정형외과 진료를 받아야 합니다.

대체로 정형외과에서는 환자의 증세를 묻는 문진, 의사가 직접 환부를 만져보는 촉진, 엑스레이 등의 영상 검사를 거쳐 협착의 원인이 되는 조직을 찾아 특정합니다. 단, 엑스레이 상에서 가는 섬유 다발 속에 있는 근육이나 인대에 생긴 이상까지 확인하기는 어렵기 때문에 허리 및 다리의 통증과 저림 증상이 수개월 지속되는 경우라면 대형 병원에서 MRI(자기공명영상) 촬영으로 자세한 영상 검사를 받는 편이 좋습니다.

그 밖에도 통증이 지속적으로 심하다면 마취과(통증클리닉)나 신경외과를 찾아가야 합니다.

038

처음부터 큰 병원에서
진찰받는 편이 좋을까?

대형 병원은 진료 과목이 다양하고, MRI 등 장비가 잘 갖춰져 있어 정밀한 검사가 가능합니다. 정형외과뿐만 아니라 척추를 전문으로 하는 뇌신경외과나 통증 전문 클리닉 등에서 상담을 받을 수 있다는 장점도 있습니다.

그러나 대형 병원은 내원하는 환자 수가 많고 대기시간이 긴데 비해 진료는 단 몇 분 만에 끝나 환자들의 불만이 끊이지 않습니다. 이와 같은 불편을 해소하고자 일본에서는 대형 병원과 지역 병원을 연계하는 시스템을 마련하였습니다만, 유의할 점이 있습니다. 관련법에 따라 환자가 지역진료소의 소견서 없이 바로 대형 병원에서 진찰을 받을 경우 초진은 5,000엔(한화 약 5만 원) 이상 특별 요금을 지불해야 합니다. [우리나라에서는 보통 1차 의원이나 2차 병원에 가서 우선 진찰을 받습니다. 1차 의원이나 2차 병원에서 치료가 어려운 경우 의사의 소견이 기재된 진료의뢰서를 발급받고 3차 상급 종합병원에 가야 진료를 받을 수 있습니다. 바로 3차 상급 종합병원으로 갔을 경우 진료는 가능하나 건강보험 혜택을 받을 수 없기 때문에 병원 비용이 엄청나게 많이 나오게 됩

니다.]

　대부분의 척추관협착증은 약물 치료나 물리 치료 같은 보존 요법으로 증상이 좋아질 수 있습니다. 따라서 처음부터 대형 병원에서 진료받기보다 먼저 가까운 정형외과에서 상담받는 것을 추천합니다. 보존 요법을 지속해도 효과가 없다면 수술이 고려되지만, 이때에도 우선 다니던 정형외과에서 의사와 상담한 후에 소견서를 써달라고 하는 것이 바람직합니다.

039

의사가 문진할 때
환자에게 묻는 질문

  의사는 척추관협착증을 진료할 때 환자에게 보통 다음 표에 있는 질문을 합니다. 72쪽 표의 ①~③은 통증이나 저림 증상이 나타나는 부위, 증상이 나타난 시점, 증상의 변화를 묻는 질문이고, ④는 아침에 주로 아프다든지 밤이 될수록 통증이 심해진다든지 하는 하루 중 증상이 나타나는 시간대가 언제인지 묻는 질문입니다.

  ⑤는 통증이나 저림 증상 외에 빈뇨나 변비, 우울감 같은 다른 증상이 있는지 묻는 질문이고, ⑥은 자세에 따른 증상 변화에 대한 질문입니다. ⑦은 간헐파행에 대한 질문으로 단지 쉬기만 해도 괜찮아지는지, 몸을 숙여야 괜찮아지는지, 다리가 아프거나 저린지, 한 번에 얼마나 걸을 수 있는지를 묻습니다.

  ⑧과 ⑨는 현재와 과거의 생활 환경이나 운동 습관에 대한 질문이고, ⑩은 과거에 교통사고를 겪었거나 넘어진 적이 있는지, 운동 중에 부상당한 적이 있는지를 확인하는 질문입니다. ⑪은 현재까지의 병력을 묻는 질문이며, ⑫는 마사지나 체조 등 자가 관리에 대한 질문입니다.

의사는 이러한 질문에 대한 환자의 대답을 듣고 척추관협착증의 원인이나 증상의 정도를 판단하고 치료 계획을 세웁니다.

의사가 문진에서 묻는 질문

1	통증이나 저림 증상이 몸의 어느 부위에서 나타나는가?
2	언제 통증이나 저림 증상이 나타나는가?
3	통증이나 저림 증상의 경과는 어떠한가? 점점 악화하는가?
4	하루 중 증상이 나타나는 시간대는 언제인가?
5	통증이나 저림 외 다른 증상이 있는가?
6	허리를 앞으로 숙여야 통증이 완화되는가, 뒤로 젖혀야 완화되는가?
7	간헐파행의 정도는 어떠한가?
8	어떤 일을 하고 있는가?
9	과거에 어떤 운동을 했는가, 현재 운동을 하고 있는가?
10	지금까지 사고가 나거나 아팠던 적이 있는가?
11	다른 질환으로 치료 중인가? 그렇다면 어떤 치료를 받고 있는가?
12	자가 관리는 어떻게 하고 있는가?

○ 위의 표는 예시입니다. 의사에 따라 질문 내용이 달라질 수 있습니다.

040

의사에게 진료(초진)를 받을 때
확인해야 할 사항

우선 자신이 진짜로 척추관협착증에 걸렸는지부터 확인해야 합니다. 최근 척추관협착증이 아닌데도 증상이 비슷한 탓에 척추관협착증으로 진단받는 '가짜 척추관협착증'도 많기 때문입니다.

또 척추관협착증은 신경근형, 마미형, 혼합형의 세 가지 유형이 있는데(27쪽 참고), 각각의 증상과 치료 방법이 다르므로 자신이 어떤 유형에 해당하는지 확인해야 합니다. 다섯 개의 허리뼈 중 어느 부위에서 협착이 발생했는지, 협착된 곳은 한 곳인지 또는 여러 곳인지 알아두면 좋습니다.

의사에게 진료받을 때 확인해야 할 사항

- 허리 통증이 진짜 척추관협착증 때문인가?
- 척추관협착증의 유형에는 신경근형, 마미형, 혼합형이 있는데, 자신은 이 중 어떤 유형에 해당하는가?
- 허리뼈 어느 곳에서 협착이 발생했는가?
- 근력 저하 등의 마비 증상이 있는가?
- 앞으로의 치료 계획(치료 방법과 치료 기간)은 무엇인가?

근력 저하 같은 마비 증상이 있는지도 확인해 두면 재활 치료를 받을 때 참고할 수 있습니다. 그리고 앞으로의 치료 계획을 확인하고 치료 방법과 치료 기간도 미리 알아두면 안심하고 치료에 임할 수 있습니다.

041

척추관협착증 진단을 위한 검사

의사는 문진 이외에 정형외과적 검사를 통해 진단을 내립니다. 정형외과적 검사에는 시진(視診)과 촉진(觸診), 운동 검사 등이 있으며, 주로 다음과 같은 종류가 있습니다.

입위부하 검사·보행부하 검사

오래 서 있거나 걸을 때 증상이 나타나는지 확인합니다. 하반신에 있는 통증이나 저림 증상, 간헐파행 등의 원인이 척추관협착증인지, 다리의 혈류 저하(폐색성 동맥경화증)인지를 판단하고 근력의 상태를 관찰합니다.

켐프 검사(Kemp's Test)

서 있는 자세 또는 앉은 자세에서 허리를 약간 뒤로 젖혔을 때 다리와 허리에 통증이 퍼지는지 확인하는 검사입니다. 오른쪽 후방 또는 왼쪽 후방으로 교대로 몸을 돌립니다. 이때 통증이 퍼지면 척추관 협착으로 인해 신경근이 압박된 것으로 봅니다.

라세그 검사

이상이 있으면 다리가 30도 이상
올라가지 않는다.

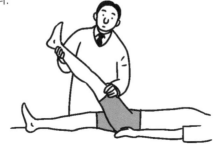

라세그 검사(Lasegue's Test)

똑바로 누워 무릎을 편 상태에서 한쪽 다리를 들어 올렸을 때
증상이 심해지는지를 확인합니다. 이상이 없으면 다리를 70도 이
상 올려도 통증을 느끼지 않지만, 이상이 있으면 다리를 올렸을
때 허벅지 뒤쪽부터 엉덩이까지 통증을 느끼고 30도 이상 다리를
올리지 못합니다. 이 검사에서 증상이 심하면 추간판탈출증이 있
을 확률도 높아집니다.

하지직거상 검사(SLR Test)

하반신의 혈류 상태를 확인하는 검사입니다. 똑바로 누워 다리
를 올린 채 고관절과 무릎을 구부렸을 때 30~40도 각도에서 엉
덩이와 종아리 등에 통증이 생기면 추간판탈출증으로 인한 좌골
신경통이 의심됩니다.

하지거상 검사 (Ratschow Test)

하지거상 운동 중에 다리 피부색의 변화를 확인하는 검사입니다. 다리 색이 창백해지면 말초 혈관 질환이나 버거병 등 다리 혈관 장애의 유무를 알 수 있으므로 간헐파행의 원인을 찾는 데 사용합니다.

영상 검사

정확한 진단을 위해 지금까지 설명한 검사와 더불어 엑스레이나 MRI와 같은 영상 검사를 시행하고 척추뼈의 변화, 척추관 협착의 유무, 신경 압박 상태 등을 확인합니다. 그리고 환자가 호소하는 증상, 시진 및 촉진에 의한 검사 결과 및 영상 검사를 통하여 협착이나 신경 압박 상태를 종합하여 판단한 후에 진단을 내립니다.

042

MRI 검사는 꼭 받아야 할까?

MRI(자기공명영상) 검사는 척추관이 협착된 부위나 협착 정도, 신경 압박 상태를 직접 확인할 수 있으므로 척추관협착증이 의심되는 경우에는 검사를 받는 것이 좋습니다. 다만 척추관협착증은 환자마다 호소하는 증상과 정도가 다 달라서 MRI나 엑스레이에 의한 영상 검사 결과와 증상이 반드시 일치한다고는 할 수 없습니다. 따라서 문진을 통해 얻은 정보(71쪽 참고)나 몇 가지 검사 결과를 종합해 통증과 저림 증상의 원인을 파악할 필요가 있습니다.

MRI 검사는 좁은 공간에 들어가 상당한 소음 속에서 15~30분간 촬영이 이루어지기 때문에 사람에 따라서 스트레스를 받을 수도 있습니다. 일본에서는 MRI 검사를 받으려면 예약은 필수고, 보통 1만 엔(한화 약 10만 원) 내외(환자 부담 30%의 경우)의 비용으로 저렴한 편은 아닙니다. 물론 촬영 매수에 따라 비용이 달라집니다.[우리나라에서는 요추 MRI의 경우 아직 보험이 적용되지 않는 비급여 항목이며 한 번 촬영 시 30만~40만 원의 비용이 듭니다.]

일반 의료 기관에서는 MRI 영상을 보통 일정 기간만 보관하기 때문에 MRI 검사를 받았다면 의사에게 요청해 영상 데이터를 받아두는 것이 좋습니다. 자료가 있으면 이후 다른 병원에서 진료를 받을 때 더 상세한 문진을 받을 수 있고 동일한 검사를 여러 번 거치지 않아도 됩니다.

043

척수조영술이란 어떤 검사일까?

MRI는 누운 자세에서만 촬영이 가능하지만, 척수조영술 (myelography)은 등을 굽히거나 쭉 펴고, 등을 뒤로 젖히거나 엎드리는 등 다양한 자세를 취해도 촬영할 수 있다는 특징이 있습니다. 척수조영술은 다양한 자세를 통해 척추관 속의 신경 압박 상태가 어떻게 변화하는지를 확인하는 데 적당하고, MRI는 다른 검사로는 부족한 부분을 보완할 수 있는 수술 전 정밀 검사로서 적당합니다.

척수조영술의 검사 방법은 요추(척추의 허리 부분으로 척추뼈 중 등뼈와 엉치뼈 사이에 있는 다섯 개의 뼈. 허리뼈)의 신경을 싸고 있는 경막 내에 가느다란 바늘로 조영제를 투여하여 조영제가 퍼지는 모습을 방사선으로 촬영합니다. 검사 시간은 약 10~20분 걸리지만, 검사 후 안정이 필요한 경우에는 하루나 이틀 정도 입원이 필요합니다. 허리뼈가 심하게 변형된 사람일수록 바늘을 경막 속까지 넣기가 어렵기 때문에 검사 시간이 길어집니다.

또 척수조영술로 검사한 뒤에는 CT(컴퓨터단층촬영) 검사를 통해 신경근 주위를 더욱 자세하게 관찰할 수 있습니다. 사람에 따라 두통, 발진, 구토 등 조영제로 인한 부작용이 있을 수 있으므로 부작용 유무를 확인하려면 반드시 입원해야 합니다.

044

척추관협착증의 진단 기준

2011년에 발표된 《요부척추관협착증 진료 가이드라인》(일본정형외과학회와 일본척추척수병학회)에 따르면 다음 네 가지 항목에 모두 해당하면 척추관협착증으로 진단합니다.

① 엉덩이부터 다리까지 아프고 저리다.

② 엉덩이부터 다리까지 아프고 저린 증상이 오래 서 있거나 걸으면 나타나거나 심해지고, 앞으로 몸을 숙이거나 앉은 자세를 취하면 증상이 완화된다.

③ 걸을 때 악화하는 증상은 요통뿐만이 아니다.

④ MRI 같은 영상 검사에서 척추관이나 추간공이 노화에 따라 좁아진 상태가 확인되고, 그것이 현재 증상이나 진찰 결과와 일치한다.

각각의 증상이 진단 기준에 해당하지 않는 예외도 있으므로, 이때는 정형외과 의사가 지식과 경험을 바탕으로 판단합니다.

진단 기준에는 척추관협착증에서 나타나는 특징 증상인 간헐파행이 포함되지 않습니다. 간헐파행을 호소하는 환자가 많은 건 사실이지만 증상의 개인차가 매우 심하기 때문입니다.

045

척추관협착증? 변형성척추증?
의사마다 진단명이 다른 이유

척추관협착증과 변형성척추증은 둘 다 요추에서 추골이 변형되었다는 점은 같습니다. 예전에는 허리나 다리에 통증이 있고 요추에 변형이 있으면 변형성척추증이라고 진단받는 경우가 일반적이었습니다. 그러나 최근 MRI 검사의 보급으로 척추관 협착을 직접 눈으로 확인할 수 있게 되면서 척추관협착증이라는 새로운 진단명이 생기게 되었습니다.

척추관협착증은 일반적으로 다음과 같은 특징이 있습니다.

① 척추관이 협착되어 있다.
② 허리를 뒤로 젖히면 증상이 악화한다.
③ 몸을 앞으로 숙이면 증상이 완화된다.
④ 간헐파행(한 번에 오래 걸을 수 없는 증상)이 있다.

추골의 변형이 있더라도 ①~④에 해당하는 증상이 없으면 보통 변형성척추증이라고 진단합니다.

046

스탠딩 MRI와 일반 MRI의
다른 점

척추관협착증은 척추관이 좁아져 신경이 압박되어 발생하는 질환으로, 서 있을 때는 통증이나 저림 증상이 심하고 누워야만 증상이 완화되는 경우가 대부분입니다. 서 있는 상태에서는 척추가 중력의 영향을 받아 척추관 안이 좁아지고, 등을 대고 누우면 중력의 영향을 덜 받아 척추관이 느슨해지기 때문입니다.

일반적으로 누워서 받는 MRI 검사에서는 서 있는 자세에서 발생하는 척추관 협착의 변화를 확인할 수 없습니다. 그래서 서 있는 자세에서 검사가 가능한 '스탠딩 MRI'가 주목받고 있습니다.

스탠딩 MRI 검사는 0~89도 범위에서 움직이는 침대에 누워 경추에서 골반까지의 척추 및 손발을 촬영합니다. 똑바로 누운 자세, 선 자세, 앉은 자세 중 어떤 자세로도 촬영이 가능합니다. 따라서 스탠딩 MRI로 촬영하면 선 자세와 누운 자세에서 협착이 어떻게 변화하는지 알 수 있습니다. 또한 경추에서 발생하는 협착의 발견과 진단에도 활용할 수 있습니다.

047

후종인대골화증이라고 진단받았다. 어떤 질환일까?

후종인대골화증(Ossification of Posterior Longitudinal Ligament. 약어로 OPLL이라고도 함)은 추체와 추간판의 뒤쪽을 연결하는 후종인대가 뼈의 변화로 두꺼워지면서 척추관의 협착을 발생시키는 질환입니다. 후종인대골화가 영상 검사에서 확인되었다고 해서 반드시 증상이 나타나는 것은 아니며 일본에서는 성인의 약 3%가 이 질환을 진단받습니다.

가장 발병하기 쉬운 부위는 목, 그다음은 등으로, 허리에서는 드물게 발생합니다. 목에서 발병하면 목과 어깨에 통증이 있고 손끝에 통증과 저림 증상이 있으며, 몸통의 감각 이상과 운동 장애가 나타납니다. 등에서 발병하면 발에 힘이 없어지고 저리며, 허리에서 발생하면 걸을 때 다리가 아프고 저립니다.

경증이라면 보조기를 이용해 환부를 고정하거나 약물 요법으로 치료할 수 있지만, 중증이라면 수술을 고려합니다. 정기 검진으로 후종인대골화의 진행 유무나 증상의 변화를 확인하는 것이 중요합니다.

4장

척추관협착증과
약물 치료

048

치료의 기본은 보존 요법이다

척추관협착증의 치료 방법이라고 하면 수술을 떠올리는 사람이 많겠지만 다른 질환으로 인한 허리 통증과 마찬가지로 치료의 기본은 보존 요법(외과적 치료에서 환부를 제거하지 않은 채로 치료하는 방법)입니다. 보존 요법은 약물 요법, 신경 차단 요법, 보조기 요법, 운동 요법 등 종류가 다양합니다. 보통 어느 한 가지만 사용하지 않고 여러 종류의 보존 요법을 병행해 치료합니다. 아울러 통증이나 저림 증상을 경감하기 위한 생활 지도도 함께 이루어집니다.

척추관협착증의 보존 요법에서는 다리 통증과 저림 증상을 완화하는 진통제의 사용이 중요합니다. 통증이 심하면 삶의 질이 나빠질 뿐 아니라 다른 요법에도 악영향을 끼칩니다. 통증이나 저림 증상이 심해지면 증상 개선을 위한 운동이나 일상생활 개선 등을 할 수 없습니다. 또 증상의 악화를 예방하려면 통증이나 저림 증상을 오래 끌지 않는 것이 중요합니다. 특히 척추관협착증은 통증을 방치하면 혈관이 수축하거나 근육이 긴장해서 주위 혈류가 저하됩니다. 그 결과 통증 물질이 환부에 정체되어 통증이나 저림 증상이 더 심해집니다.

　그런데 염증이나 혈류 저하가 원인이 아닌 신경 자체가 문제를 일으켜 심한 통증이나 마비를 초래하는 경우에는 소염과 진통, 혈류 개선을 목적으로 한 약물 효과를 기대할 수 없습니다. 그러나 최근에는 기존의 진통제로는 대처할 수 없었던 난치성 증상에도 효과가 좋은 신약이 계속해서 등장하고 있습니다. 각 약물의 특징에 대해서 의사에게 충분히 설명을 듣고 이해한 후 사용하는 것이 바람직합니다.

주요 보존 요법

■ 약물 요법
- 진통제
- 근육이완제
- 혈관확장제 등

각각의 약은 통증을 억제하고 근육의 긴장을 완화하고 혈류를 촉진한다.

■ 신경 차단 요법
국소마취제와 항염증제를 신경 근처에 주사해서 통증을 줄인다.

■ 운동 요법
통증 등의 증상으로 약해진 근력과 유연성을 운동으로 회복한다.

■ 보조기 요법
의료용 코르셋을 착용하여 요추가 받는 하중을 경감한다.

■ 견인·전기·온열 요법
장기적으로 유효하다는 의학적 근거는 밝혀지지 않았다.

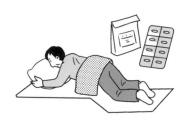

049

척추관협착증에 처방하는
약물 요법

척추관협착증의 약물 요법에는 주로 소염진통제인 NSAIDs(비스테로이드 항염증제)를 사용합니다. 그러나 소염진통제로 환부의 염증을 가라앉혔다고 해서 척추관협착증의 통증이나 저림 증상이 나아졌다고 볼 수는 없습니다. 따라서 소염진통제와 다른 약물을 동시에 처방하여 증상의 개선을 시도합니다.

보통 소염진통제와 함께 처방하는 약은 혈관확장제입니다. 혈관확장제에는 호르몬과 비슷한 작용을 하는 프로스타글란딘이라는 물질이 혈관벽을 이루는 평활근을 이완해 혈관을 넓힙니다. 그로 인해 혈액이 부족해지는 허혈 현상이 해소되어 통증이나 저림 증상이 완화됩니다. 혈관확장제는 척추관협착증 치료의 80% 이상에서 사용되며 매우 효과적입니다.

환자에 따라서는 혈관확장제나 비타민B$_{12}$ 제제, 항우울제를 사용하기도 합니다. 최근에는 진통 작용이 뛰어난 프레가발린이라는 신경장애성 동통 치료제가 사용되기도 하며 약물 요법만으로도 증상을 조절할 수 있는 경우가 늘어나고 있습니다.

050

진통제를 계속 복용하면
부작용이 생기지 않을까?

진통제뿐만 아니라 어떤 약에서도 부작용은 생길 수 있습니다. 그러나 척추관협착증으로 처방받은 진통제가 효과 있다면 당분간은 계속 복용하는 것이 좋습니다. 아프고 저린 증상이 있으면 잘 움직이지 못하게 되어 몸은 점점 약해집니다. 운동 요법을 무리 없이 해내기 위해서는 통증을 경감시키는 것이 매우 중요합니다. 일상생활에서도 통증이나 저림 증상 때문에 몸을 잘 움직이지 못하면 몸이 점점 약해지기 때문입니다.

통증이나 저림 증상을 완화하기 위한 목적으로 부득이하게 여러 종류의 약물이 처방될 수 있습니다. 하지만 의사는 환자에게 이러한 약물을 평생 복용하는 약으로 처방하는 것이 아닙니다. 환자가 일상에서 고통 없이 편안하게 생활하도록 하는 것이 치료의 첫 번째 목표입니다.

다만 처방받은 약이 아무래도 의심된다면 의사에게 그 약을 처방한 의도를 물어보는 것이 좋습니다. 약물 부작용으로 의심되는 증상이 있다면 즉시 복용을 중단하고 의사와 상담해야 합니다.

051

혈관확장제는
어떤 효과가 있을까?

척추관협착증에 걸리면 허리 부위의 신경을 둘러싸고 있는 척추관이 좁아진 탓에 신경에 충분한 혈액이 공급되지 않아 허리 통증이나 다리 저림 등의 증상이 나타납니다. 이러한 증상을 보이는 환자에게 혈관확장제인 리마프로스트(프로스타글란딘E_1 유도체, 제품명은 오팔몬, 프로레날 등)를 처방하면 척추관 협착으로 압박된 신경 주변에 혈류가 증가되어 증상이 개선될 수 있습니다.

혈관확장제는 '피를 맑게 하는 약'이라기보다 '모세혈관을 확장시켜 혈액 순환을 좋게 하는 약'입니다. 부작용이 거의 없지만, 드물게 설사, 구토, 홍조, 발진, 복부 불편감이 나타날 수 있습니다. 심각한 부작용이 없다는 것이 이 약의 장점입니다.

그러나 한 번에 완치되는 약은 없으므로 며칠 복용했다고 해서 바로 증상이 완화되는 효과를 기대하기는 힘듭니다. 몇 주 동안 꾸준히 복용해보고 전보다 조금 좋아지는 느낌이 들면 약효가 나타나는 것이므로 계속해서 복용하도록 합니다.

052

근육이완제는
왜 처방할까?

척추관협착증에 걸리면 아프고 저린 증상 때문에 반사적으로 근육이 수축하여 딱딱해지기 쉽습니다. 이렇게 근육이 딱딱해진 상태가 오래 지속되면 증상이 더욱 악화합니다.

근육의 긴장은 뇌에서 내려온 명령이 중추신경(뇌신경·척수신경)을 지나 근육에 전달되어 발생합니다. 근육이완제에는 뇌에서 내려오는 명령을 억제해 통증의 반작용으로 딱딱하게 굳은 근육의 긴장을 완화하는 작용이 있습니다.

근육이완제만 처방하는 경우는 거의 없고 대부분 진통제와 함께 처방하여 치료 효과를 높입니다. 따라서 극심한 통증을 경감하기 위해 근육이완제만 복용해서는 효과가 없습니다.

근육이완제는 척추관협착증의 통증 및 저림 증상 완화 외에 근육이 굳으면서 발생하는 경견완증후군(어깨 결림), 견관절주위염, 추간판탈출증 등의 질환에도 사용됩니다. 근육이완제를 장기 복용했다고 해서 약효가 줄어든다는 보고는 없습니다. 또한 다른 약물과 비교했을 때 상대적으로 부작용이 적은 약물입니다.

053

신경장애성 동통 치료제는
어떤 약일까?

질병으로 신경이 압박되거나 외상으로 신경이 손상되면 신경
이 비정상적으로 흥분하여 통증이 발생합니다. 통증의 원인이 된
질병이나 외상이 완치되어도 신경은 여전히 흥분 상태가 되어 통
증을 유발합니다. 이러한 상태를 의학 용어로 '신경장애성 동통'
이라고 합니다. 척추관협착증으로 인한 찌릿찌릿하거나 따끔거
리고 욱신거리는 느낌의 통증도 신경장애성 동통입니다. 이러한
통증에는 '신경장애성 동통 치료제'인 프레가발린(제품명은 리리카)
과 미로가발린베실산염(제품명은 탈리제)이 효과가 있습니다.

신경의 내부에는 통증 등의 감각을 전달하는 물질이 흐르는데
신경세포 간 통증 전달에는 칼슘 이온이 관여합니다. 신경장애성
동통 치료제는 칼슘 이온이 세포에 유입되지 않게 하는 작용을
합니다. 통증의 원인이 되는 흥분성 신경 전달 물질의 방출을 억
제하여 진통 작용을 일으키는 것으로 보입니다. 기존의 진통제와
는 다른 방식으로 통증과 저림 증상을 억제하기 때문에 진통제로
효과를 보지 못했던 사람도 증상의 개선을 기대할 수 있습니다.

054

비타민B$_{12}$ 제제는
척추관협착증에 어떤 효과가 있을까?

비타민B$_{12}$는 어패류, 간에 많이 함유된 천연 영양 성분으로 혈액을 생성하고 신경을 정상적으로 유지하는 기능이 있습니다. 비타민B$_{12}$가 부족하면 빈혈이 생기고 말초신경 기능이 악화하여 손발이 저리게 됩니다.

비타민B$_{12}$ 제제는 비타민B$_{12}$의 한 종류인 메틸코발아민을 약제로 만든 것입니다. 척추관협착증이 진행되면 마미(척수에서 말꼬리처럼 뻗은 말초신경)와 신경근(척수에서 좌우로 갈라져 나오는 말초신경의 뿌리)이 좁아진 척추관 때문에 압박을 받아 신경이 손상됩니다. 비타민B$_{12}$ 제제에는 손상된 신경의 회복을 촉진하는 기능이 있습니다.

또한 비타민B$_{12}$ 제제는 손발이 저리고 아픈 신경통과 미각 장애, 후각 장애, 이명, 난청, 현기증, 안구 질환, 건망증 등의 신경 손상이 의심되는 경우에도 처방될 수 있습니다.

055

척추관협착증 치료에서
항우울제를 사용하는 이유

둘록세틴(제품명은 심발타)은 우울증 및 우울 상태를 개선한다고
잘 알려진 약물로 만성 요통증이나 퇴행성관절증의 진통제로도
종종 처방됩니다.

일본통증클리닉학회나 국제동통학회의 가이드라인에서도 만
성 통증을 치료하는 첫 번째 약물로 제시하고 있으며, 척추관협착
증의 진통보조제로도 사용됩니다.

항우울제가 다양한 질환에서 진통 효과를 발휘하는 이유는 대
뇌에 있는 배외측 전전두엽 피질(DLPFC)이 통증과 우울감에 크게
관여하기 때문입니다. DLPFC는 판단력과 의욕이라는 감정을 담
당하므로 기능이 저하되면 의욕이 사라지고 우울 상태에 이릅니
다. 또 불안, 공포, 슬픔 등의 감정을 담당하는 편도체를 제어하는
기능도 있어 DLPFC의 기능이 저하되면 부정적인 감정이 커지고
통증을 강하게 느끼게 됩니다. 둘록세틴에는 DLPFC의 기능을
높이는 작용이 있습니다. 그래서 우울 상태와 척추관협착증의 통
증 완화에 모두 효과가 있는 것입니다.

056

약효가 떨어지면
용량을 더 늘려야 할까?

척추관협착증으로 일정 기간 약물을 계속해서 복용하면 더는 약효를 보지 못하는 경우가 더러 있습니다. 통증이 심하고 일상생활에 지장을 줄 정도라면 의사와 상담해 용량을 늘려도 좋습니다. 다만 쉽게 복용량을 늘리면 그만큼 부작용의 우려도 있으므로 그 점은 충분히 고려해야 합니다.

또 지금까지 비스테로이드성 소염진통제를 복용했다면 신경장애성 동통 치료제로 바꾸거나, 두 가지를 함께 복용하는 등 처방에 변화를 주는 것도 한 방법입니다. 체질에 맞는 한약을 복용해보는 것도 좋습니다.

그러나 무엇보다 약물에만 의지하지 않고 생활 속에서 증상을 극복하는 방법을 찾는 것이 중요합니다. 이를테면 통증을 유발하지 않는 자세나 동작을 취하고, 운동 요법을 시행하는 등 자가 관리하는 것이 약물보다 안전하고 확실한 진통 효과를 얻을 수 있습니다.

057

한약이 좋다고 들었는데
효과가 있을까?

척추관협착증으로 인한 다리의 통증 및 저림, 좌골신경통 등에 효과가 있는 한약에는 다양한 종류가 있습니다. 팔미지황환, 당귀사역가수유생강탕, 소경활혈탕, 작약감초탕, 우차신기환 등이 일본의 정형외과에서 자주 사용되는 한약입니다.[일본은 일반 정형외과에서도 한약 처방이 가능하며, 보험을 적용하여 한약을 처방할 수 있습니다.]

한약은 체질 개선을 위한 약물이기 때문에 효과가 나타나기까지 다소 시간이 걸립니다. 최소 2주, 보통 1~2개월 동안 꾸준히 복용해야 효과를 볼 수 있습니다. 환자 중에는 한약이 효과가 더 좋다는 사람도 있습니다.

그러나 수술 직후 심한 통증이 있거나 염증을 억제하기 위한 목적이라면 효과가 빠른 양약을 처방합니다. 즉 한약은 보존 요법을 사용하는 동안에 적합한 약물이라고 할 수 있습니다.

약의 명칭	체력	이런 사람에게
팔미지황환 (八味地黃丸)	보통~약함	• 피곤하고 아무것도 하기 싫다. • 소변이 자주 마렵거나 소변의 양이 줄었다. • 간혹 입이 마르고, 손발에 냉감과 열감이 번갈아 나타난다. • 허리와 다리에 힘이 없다.
당귀사역가수유생강탕 (當歸四逆加茱萸生姜湯)	약함	• 손발이 차갑다. 특히 다리 쪽이 냉하면 다리와 하복부에 통증을 느낀다.
소경활혈탕 (疏經活血湯)	강함~보통	• 아프고 저린 증상이 있다. 추우면 증상이 악화한다.
작약감초탕 (芍藥甘草湯)	체력과 상관없음	• 근육 경련을 동반하는 통증이 있다.
우차신기환 (牛車腎氣丸)	보통~약함	• 쉽게 피로해지고 손발이 차갑다. • 소변이 자주 마렵거나 소변의 양이 줄었다. • 입이 마른다. • 허리와 다리에 힘이 없고 심하게 저린다.

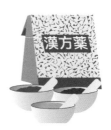

058

파스를 붙이면 효과가 있을까?
어떤 것을 사용하면 좋을까?

시중에서 판매하는 파스는 대부분 진통 작용을 하는 파스입니다. 온파스와 냉파스가 있다고는 하지만, 그러한 분류는 무의미합니다. 멘톨이 함유되어 냉파스로 오인하기 쉽지만 실제로 피부에 온도 변화가 발생하지는 않습니다. 온파스도 마찬가지로 따뜻함을 느끼게 하는 물질(옛날에는 고추 추출물)이 함유되어 있어 피부가 자극을 받아 따뜻해진다고 느끼지만 실제로 피부 온도가 상승하지는 않습니다.

파스에는 흰색 파스와 피부색 파스가 있습니다. 흰색 파스는 PAP제라고도 불리며 예전에 많이 쓰였습니다. 수분 함유량이 많아서 붙이면 차갑게 느껴집니다. 한편 피부색 파스는 새로운 방식으로 현재 많이 쓰입니다. 접착력이 좋아 잘 떼어지지 않기 때문에 반응이 좋습니다. 양쪽 모두 진통제(NSAIDs) 성분이 포함되어 효과 면에서는 크게 차이가 없습니다.

피부에 염증이 생길 수 있으므로 장시간 붙이는 것을 피하고 피부가 쉴 수 있도록 해야 합니다.

5장

척추관협착증일 때
운동은 꼭 필요하다

059

척추관협착증은
운동 요법으로 정말 좋아질 수 있다

운동 요법은 약물처럼 부작용이 없고 움직이는 힘과 범위를 스스로 조절할 수 있으므로 올바른 방법으로만 한다면 안전성이 높은 치료법입니다. 척추관협착증 환자가 운동 요법을 쓰면 다음과 같은 효과를 얻을 수 있습니다.

- 부풀어 오른 추간판을 원래대로 되돌리고 척추관과 추간공을 넓히는 효과
- 두꺼워진 인대를 늘려 척추관을 넓히는 효과
- 척추전방전위증에서 어긋난 추체를 원래대로 되돌리는 효과
- 퇴행성측만증으로 휘어진 허리뼈를 교정하는 효과
- 추간관절의 변형을 원래대로 되돌려 추간공을 넓히는 효과

전문 의사들은 만성 요통의 치료법으로 운동 치료를 추천 1순위에 두고 적극적으로 권장하고 있습니다. 운동 요법의 효과를 믿고 열심히 노력하면 증상이 좋아질 것입니다.

060

운동 요법을 실시할 때
주의해야 할 사람

자신에게 적합한 운동을 하면 안전하지만, 다음에 해당하는 사람은 운동 요법을 실시할 때 주의가 필요합니다.

신경 마비가 있다

척추관이 협착되어 신경이 강하게 압박받으면 다리에 힘이 들어가지 않는 경우가 있습니다. 다리가 마비된 족하수(발처짐. 발목에서 발끝 부분이 올라가지 않고 처짐)가 되면 운동 요법이 아니라 재빨리 수술을 검토해야 합니다.

배뇨 및 배변 장애가 있다

마미가 압박받으면 소변이 잘 나오지 않거나 변비에 걸리는 등 배뇨 및 배변 장애가 나타나기도 하는데, 이때에도 신속한 수술이 검토됩니다.

골절, 암 전이, 감염증이 있다

추체의 압박골절이나 암의 전이, 감염증 등으로 척추가 물리적으로 손상되었다면 운동 요법만 시행해서는 증상이 개선될 수 없습니다.

이러한 증상에 해당하지 않더라도 심하게 아프고 저린 경우에는 무리하지 않는 것이 중요합니다.

061

나이가 많아도
운동 요법은 효과가 좋다

고령일수록 약에 의존하기보다 운동 요법에 힘쓰는 편이 좋습니다. 나이가 많아도 자신에게 맞는 운동 요법을 꾸준히 시행한 덕분에 통증이나 저림 증상이 좋아져 수술을 고려하지 않아도 되는 사람이 많습니다. 허리가 굽은 사람이라도 자신에게 적합한 운동 요법을 꾸준히 실천하면 통증이 줄고 증상이 크게 호전되는 반가운 일이 생깁니다.

척추가 휘는 방식은 사람마다 다릅니다. 고양이 등처럼 척추가 전방으로 굽은 사람, 측만증으로 척추가 가로 방향으로 굽은 사람도 있습니다. 그러나 허리가 굽은 방향에 따라 운동을 정하지는 않습니다. 어디까지나 통증을 지표 삼아 자신에게 적합한 운동을 지속하는 것이 중요합니다.

다만 허리가 심하게 굽은 사람은 운동 요법을 해도 바로 좋아지기는 어렵습니다. 그렇더라도 운동으로 증상이 나아지는 것을 체감하면 충분히 좋아질 가능성이 있기 때문에, 포기하지 않고 자신에게 맞는 운동 요법을 꾸준히 하도록 해야 합니다. 물론 나이가 들면 몸의 균형이 무너지기 쉽고 뼈와 근육이 약해지기 때문에 특히 조심해야 합니다. 무리해서 운동 요법을 실행하다가는 자칫 사고로 이어지는 경우가 있습니다. 운동 시간, 횟수, 당일의 컨디션 등을 잘 고려하여 운동해야 합니다. 또한 혹시 모를 넘어짐 사고나 골절 사고에 주의를 기울이며 운동 요법을 시행하는 것이 필요합니다.

062

수술을 권유받았더라도
운동 요법은 효과가 좋다

  우선 운동 요법 등의 보존 요법을 통해 증상을 개선하도록 해야 합니다. 실제로 수술을 권유받은 사람 중에는 운동 요법을 통해 증상이 개선되어 수술하지 않아도 되는 사례가 많습니다.

  척추관이 좁아지는 요인에는 추체(추골의 앞면)나 추간공, 추간관절의 변성, 인대의 비후 등이 있습니다.(14쪽 참고) 수술로 딱딱해진 뼈를 깎지 않는 이상 추골의 변성으로 좁아진 척추관을 넓히는 것은 불가능할지도 모릅니다. 그러나 연골조직으로 구성된 추간판이나 유연한 섬유조직으로 구성된 인대 등의 부드러운 조직이 변형되었다면 적절한 운동 요법만으로 척추관협착증을 충분히 개선할 수 있습니다.

  다만 다리가 움직이지 않는 신경 마비와 배뇨 및 배변 장애가 발생한 경우에는 시급한 수술이 필요합니다.(103쪽 참고)

063

수술 후에 할 수 있는
운동 요법

수술을 받으면 척추의 상처가 아물 때까지 안정을 취해야 합니다. 수술 후에 운동 요법을 행할지는 의사의 판단에 따라야 하므로 의사와 충분히 상담하고 운동 요법을 시작하는 것이 좋습니다.

수술을 받으면 하반신 통증은 비교적 빠르게 개선되지만, 다리의 저림 증상은 남아 있는 경우가 있습니다. 척추관이 눌려 오랫동안 압박받은 신경은 수술 뒤에도 바로 좋아지지 않고 회복까지 긴 시간이 걸리기 때문입니다. 하지만 이때에도 운동 요법의 효과를 기대할 수 있습니다. 몸을 움직이면 손상된 신경이 자극을 받아 기능이 빠르게 회복되면서 금세 좋아집니다. 통증을 지표로 증상을 완화하는 운동을 꾸준히 하면 좋습니다.

또 척추를 금속으로 고정하는 고정술을 받은 환자는 허리의 움직임이 경직되어 있기 때문에 운동 요법을 해도 즉시 효과가 나타나기 어렵고 증상이 개선되지 않는 경우도 더러 있습니다. 바로 결과가 나타나지 않을지도 모르지만 포기하지 않고 꾸준히 운동 요법을 해나가는 것이 중요합니다.

064

수술 후 많이 좋아졌는데 가벼운 운동 정도는 괜찮을까?

　흔히 맨손 체조를 가벼운 운동이라고 생각하기 쉽지만, 고령자가 하면 신체에 부담을 크게 주는 동작도 있습니다. 평소 사용하지 않는 근육을 무리하게 써서 몸을 움직이면 근육에 염증이 생길 수도 있습니다. 무리하게 허리를 굽히거나 젖히는 동작을 하다가 허리를 다칠 염려가 있으므로 자기가 할 수 있는 동작 위주로 체조를 하는 것이 바람직합니다. 특히 허리를 사용하는 운동은 무리하지 않는 범위에서 주의를 기울이며 해야 합니다.

허리에 부담을 주는 체조란?

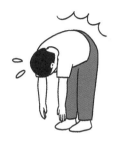 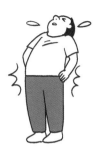

무리해서 허리를 굽히거나 젖히면 다칠 수 있다. 무리하지 않는 범위에서 허리를 천천히 굽히고 펴야 한다.

065

증상이 좋아지면
운동 요법을 그만둬도 될까?

하반신 통증이나 저림 증상이 완화되고 외출이나 집안일 등의 일상생활에 지장이 없다면 하루 간격으로 운동 요법의 빈도를 단계적으로 줄여나가도 괜찮습니다.

그러나 척추관협착증이 발생하는 원인은 추간판의 변성, 추체(추골의 앞부분)의 변형, 추간관절의 변성, 인대(뼈와 뼈를 연결하는 질긴 섬유조직)의 비후라는 허리뼈의 복합적인 변성에 의한 것입니다. 주로 노화로 발생하는 퇴행성 변화이기 때문에 운동 요법으로 통증이나 저림 증상이 좋아졌거나 한 번에 걸을 수 있는 거리가 늘어났다고 해서 실제로 요추의 변성 상태가 호전된 것은 아닙니다.

어디까지나 일시적으로 증상이 좋아진 것뿐이므로 운동 요법을 완전히 그만두면 대부분의 경우 증상이 재발합니다. 그러므로 통증이나 저림 증상이 가벼워지더라도 운동 요법을 그만두지 않는 것이 좋습니다. 운동의 빈도나 횟수를 줄이는 등 일상생활에서 부담이 되지 않는 선에서 운동을 하는 것이 필요합니다.

6장

척추관협착증에 사용하는 보존 요법들

066

척추관협착증과
온열 치료의 효과

온열 치료란 온파스나 핫팩을 붙이거나 목욕으로 아픈 부위를 따뜻하게 하는 치료법입니다. 척추관협착증으로 인한 하반신 통증이나 저림 증상은 냉해지면 악화합니다. 척추관 협착으로 신경 주위의 혈관이 수축해서 혈액 순환이 원활하지 않은 상태에다 냉하기까지 하면 근육이나 인대가 심하게 경직되어 증상이 더욱 심해집니다. 따라서 아픈 부위를 따뜻하게 해서 혈액 순환을 돕는 온열 치료는 척추관협착증에 의한 하반신의 통증이나 저림 증상을 완화해 줍니다.

가정에서는 욕조에 몸을 담그는 목욕이 가장 효과적입니다. 욕조에 몸을 담그면 전신의 혈액 순환이 좋아지고 근육의 경직도 풀어지는 효과가 있습니다. 샤워로만 끝내지 말고 욕조에 물을 채워 허리까지 담그고 몸을 따뜻하게 하는 습관을 들이면 좋습니다.

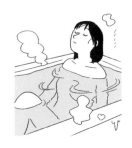

욕조에 몸을 담가 허리를 따뜻하게 하면 좋다.

목욕할 때는 어깨까지 잠기는 전신욕을 추천하지만, 현기증이 나지 않도록 주의해야 합니다. 또 심장이 약한 사람은 입욕 방법에 대해 의사와 상담하는 것이 좋습니다.

067

척수신경자극술 치료란 뭘까?

척수신경자극기 치료란 전극과 내장전지를 체내에 삽입해, 통증을 뇌로 전달하는 척수에 전기 자극을 주어 통증 신호를 변화시키는 치료법입니다. 협착 부위를 넓히는 외과수술과 비교하면 몸에 부담이 적어 80세 이상의 노인이나 신부전으로 혈액 투석을 받고 있는 합병증 환자에게도 적용할 수 있는 치료법입니다.

지금까지 발표된 논문에 따르면 척추관협착증이나 압박골절에 따른 난치성 만성 통증 환자의 87%, 말초신경 손상 환자의 68%는 이 치료를 받아 통증이 완화된 것으로 나타났습니다. 척수신경 자극기 치료는 미국에서 매년 4만 명 이상이 받고 있어 보편적인 치료법으로 이미 그 효과를 인정받았습니다. 현재도 연구가 진행되고 있습니다. 일본에서는 1982년에 임상 사용이 허용되었고 1992년부터는 보험이 적용되어 일부 통증클리닉과 마취과에서 사용되고 있습니다.[우리나라에서도 2005년부터 보험이 적용되어 시술 비용의 약 20%만 자가 부담하면 됩니다.]

척추관 속 경막외강에 전기가 통하는 전극리드선을 넣고, 전기회로와 전지가 내장된 작은 제너레이터를 체내에 삽입한다. 제너레이터는 스마트폰 같은 컨트롤러를 사용해 조작한다.

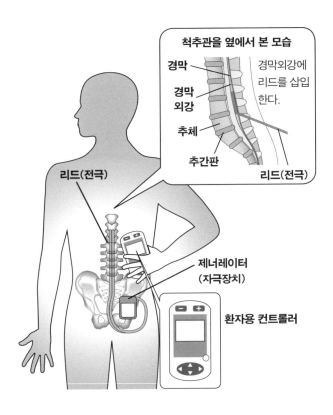

척추관을 옆에서 본 모습

경막

경막외강

추체

추간판

경막외강에 리드를 삽입한다.

리드(전극)

리드(전극)

제너레이터 (자극장치)

환자용 컨트롤러

068

초음파 치료는 효과가 있을까?

초음파 치료란 사람의 귀로는 들을 수 없는 높은 주파수의 초음파(20kHz 이상)를 활용한 치료법입니다. 환부에 대고 초음파에서 발생하는 열과 에너지로 아프고 저린 증상을 완화합니다.

먼저 초음파가 나오는 기계를 환자의 환부에 댑니다. 이때 피부를 통해 기계에서 발생하는 초음파의 진동이 환부에 전달됩니다. 초음파는 근육, 인대, 힘줄, 뼈와 같은 심부조직에 도달하면 열에너지로 변환되어 온열 작용을 합니다. 그래서 허리뼈 주위의 혈류를 촉진하고, 근육의 긴장을 완화해 아프고 저린 증상을 줄여줍니다.

그러나 만성 요통을 초음파로 치료하는 온열 요법의 효과는 《요통진료가이드라인 2012》(일본정형외과학회와 일본요통학회 감수)에서는 명확한 과학적 근거가 인정되지 않는다고 말합니다. 그러므로 초음파 치료를 1~2개월 정도 받아도 증상이 호전되지 않는다고 느끼면 다른 치료법으로 전환하는 것이 좋습니다.

069

허리보호대는
언제까지 착용해야 할까?

허리보호대(코르셋)의 사용 목적은 다음과 같습니다.

① 약해진 근력을 보강한다.
② 자세를 교정한다.
③ 허리가 움직일 수 있는 범위를 제한한다.
④ 통증을 줄인다.
⑤ 허리를 받쳐준다.

통증이 심할 때는 위아래 폭이 넓고 허리 지지대가 있는 튼튼한 타입을 선택하는 것이 좋습니다. 증상이 호전되면 지지대가 없고 폭이 좁은 단순한 모양으로 교체합니다.

착용할 때는 배를 너무 세게 압박하지 않도록 주의하면서 허리에 딱 맞게 벨트를 꽉 조입니다. 통증이 줄면 벨트를 느슨하게 조절합니다. 또 잘 때는 보호대를 풀고 식사할 때는 벨트를 느슨하게 합니다.

통증이 차츰 줄어들면 보호대에 의존하지 말고 무리하지 않는 범위에서 허리 주변 근육을 강화하는 운동을 하는 것이 좋습니다. 보호대를 계속 사용하면 허리 주위의 근력이 저하되어 증상이 더욱 악화합니다. 그러므로 통증이 심한 시간대나 허리에 부담을 주는 동작을 취해야 할 때만 한정적으로 착용하는 것이 좋습니다.

070

침구 치료는 효과가 있을까?

침구 치료란 침과 뜸을 이용해 경락(기가 흐르는 통로)을 자극해서 몸의 균형을 맞추는 요법입니다. 전용 침을 경혈이나 환부에 꽂아 치료하는 것이 침 치료이고, 약물을 사용하여 경혈에 열 자극을 주어 치료하는 것이 뜸 치료입니다. 침구사는 증상에 따라 바늘의 굵기를 선택하고 약물의 양이나 열을 가하는 방법을 조절하는데, 침구사의 기술이나 경력이 효과를 크게 좌우합니다.

이러한 동양의학의 전통 치료는 중국에서는 정식 의료행위로 인정받고 있으며 일본에서 침 치료를 하려면 침술사라는 국가자격이 있어야 합니다.[우리나라에서도 한의사와 별개로 「안마 마사지압사, 침술사, 침구사등에 관한 법률」에 따라 시도지사에게 면허를 받아 침구사로 활동할 수 있습니다.] 침구 치료는 세계보건기구(WHO)에서도 통증이나 저림 증상의 완화, 혈액 순환 촉진, 통증 유발 물질 제거, 자율신경 조절 등에 효과가 있다고 인정했습니다. 침구 치료를 받더라도 해마다 1년에 최소한 한두 번은 정형외과에 방문해서 진료를 받고 협착의 상태를 확인하는 것이 좋습니다.

071

정체 요법이나 카이로프랙틱은
효과가 있을까?

척추관협착증 환자 중에는 정형외과 진료를 받으면서 정체 요법이나 카이로프랙틱을 받는 사람도 적지 않습니다. 정체 요법이나 카이로프랙틱을 받고 좋은 결과를 얻으면 '더이상 정형외과에 안 다녀도 되는지'에 대해 의사에게 상담하는 환자들이 있습니다.

카이로프랙틱은 틀어진 뼈나 관절을 맞추는 수기 치료로 원칙적으로는 카이로프랙틱이라는 명칭을 사용하려면 WHO(세계보건기구)의 기준을 충족해야 합니다. 정체 요법은 틀어진 관절이나 근육을 손으로 교정하는 방법으로 특별한 자격이 필요하지는 않습니다. 하지만 잘 알아보고 확실한 기술이 있는 곳에서 받아야 합니다.

더불어 정기적인 정형외과 검진이 필요합니다. 왜냐하면 척추관협착증은 시간이 지나면서 협착 상태가 변화할 수도 있고, 그로 인해 증상이 바뀌거나 정체원에서 받는 치료로는 더는 효과를 보지 못하는 경우도 있기 때문입니다. 그러므로 1년에 최소 한두 번은 정형외과 진료를 받는 것이 중요합니다.

072

'IMS 치료'는 어떤 치료일까?

영상 의학 검사로 척추관협착증이 발견된 경우에도 하반신이 아프고 저린 원인이 근·근막 통증인 경우가 적지 않습니다. 근육에 생긴 발통점(트리거포인트)이 통증을 유발하는 것입니다.

이러한 통증의 치료로 '근육내자극 치료(IMS 치료)'를 사용하기도 합니다. IMS는 캐나다인 의사가 개발한 치료법으로 플런저 (Plunger)라는 바늘[동양의학의 침술에서 사용하는 가느다란 바늘과 비슷하게 생김]을 사용하여 근육의 통증 유발점을 자극하는 치료법입니다.

IMS 치료는 치료 직후에 통증이 줄어들고 시간이 지나면서 만성 통증이 사라지는 것이 특징으로 통증클리닉을 중심으로 다른 의료 기관에서도 점점 많이 사용하고 있습니다. 따라서 정형외과를 오래 다녀도 아프고 저린 증상이 개선되지 않는다면 통증클리닉을 찾는 것도 방법입니다. 다른 관점에서 통증의 원인을 찾으므로 증상이 호전될 가능성이 높아집니다.

073

신경차단주사란 정확히 뭘까?

신경차단주사란 통증 부위의 신경 부근에 국소마취제와 스테로이드제를 혼합해서 주사하는 요법입니다. 통증 부위에 약물을 직접 주입하기 때문에 진통 효과가 뛰어난 것이 특징입니다.

신경차단주사에는 감각신경의 흥분을 마취제로 진정시키고 일시적으로 뇌에 통증을 전달하지 않도록 하는 작용이 있습니다. 또 혈관을 확장해 혈류를 촉진하기 때문에 통증의 원인이 되는 통증 유발 물질을 제거하는 효과도 있습니다. 또한 통증 탓에 굳어 있던 근육을 이완시켜 근육에서 발생하는 통증을 완화하는 작용을 하기도 합니다.

척추관협착증에 사용하는 신경차단주사는 크게 두 종류로 나눌 수 있습니다. 척수신경을 감싸고 있는 경막이라는 막의 외부에 국소마취제를 주사하는 '경막외차단술'과 척수에서 갈라져 나오는 신경근에 직접 혹은 신경 주위에 약물을 주사하는 '신경근차단술'입니다. 두 방법 모두 입원할 필요 없이 당일 시술이 가능하며 보험이 적용됩니다.[우리나라에서도 보험이 적용됩니다.] 알레르기

가 있는 사람은 신경차단주사를 받지 못할 수도 있으므로 의사에
게 사전에 알레르기가 있다는 사실을 반드시 말해야 합니다.

신경차단주사란?

■ **경막외차단술**

요추 경막외차단술
척수를 감싸는 경막이
라는 막의 외측에 국소
마취제를 주사한다.

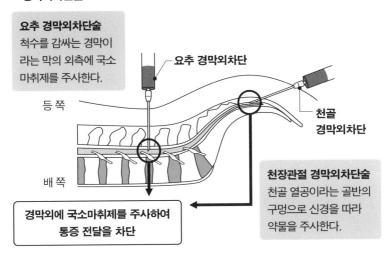

요추 경막외차단

천골
경막외차단

등 쪽

배 쪽

천장관절 경막외차단술
천골 열공이라는 골반의
구멍으로 신경을 따라
약물을 주사한다.

경막외에 국소마취제를 주사하여
통증 전달을 차단

■ **신경근차단술**

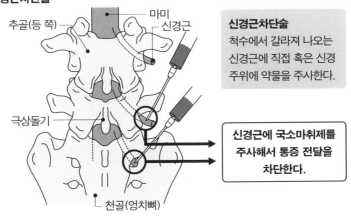

마미
신경근

추골(등 쪽)

신경근차단술
척수에서 갈라져 나오는
신경근에 직접 혹은 신경
주위에 약물을 주사한다.

극상돌기

천골(엉치뼈)

신경근에 국소마취제를
주사해서 통증 전달을
차단한다.

074

트리거포인트 요법이란
어떤 치료일까?

트리거포인트란 근육의 섬유가 짧게 수축해 근육이 뭉친 부위를 말합니다. 트리거는 '방아쇠', 포인트는 '발통점'이라는 의미로 척추관협착증으로 인한 통증이나 저림 증상은 대부분 트리거포인트가 원인입니다.

트리거포인트 요법이란?

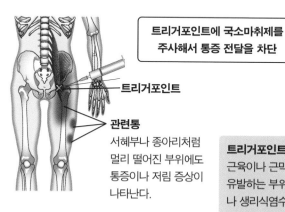

트리거포인트에 국소마취제를
주사해서 통증 전달을 차단

트리거포인트

관련통
서혜부나 종아리처럼
멀리 떨어진 부위에도
통증이나 저림 증상이
나타난다.

트리거포인트 주사
근육이나 근막이 굳어 통증을
유발하는 부위에 국소마취제
나 생리식염수를 주사한다.
침으로 자극해도 좋다.

트리거포인트 요법이란 트리거포인트에 국소마취제를 주사하는 치료로, 단 1회만 치료를 받아도 척추관협착증의 증상이 완화되는 사람이 적지 않습니다. 트리거포인트 한 곳에 주사하는 국소마취제의 양은 1~5ml의 소량이므로 비교적 안전하고, 적게는 몇 군데, 많게는 수십 군데에 주사를 놓는 것이 일반적입니다.

075

관절운동학적 요법이란
무엇일까?

    관절운동학적 치료법['AKA 요법' 또는 'AKA─하카타법'이라고 하는데, AKA는 Artro Kinematic Approach의 약어입니다.]이란 척추관협착증 같은 만성 요통의 근본 원인이 골반 중앙부에 있는 천장관절(천골과 장골을 연결하는 관절)의 기능 이상이나 염증에 있다고 보는 관점에서 치료하는 것을 말합니다. 관절운동학적 치료법에서는 관절운동학의 이론을 기초로 한 수기 요법으로 기능 장애를 일으킨 관절을 정상적으로 움직이게 만들어 하반신의 통증이나 저림 증

천장관절이란?

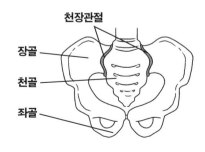

천장관절은 허리뼈를 지지하는 골반 중앙부에 위치하고 무거운 체중을 지탱한다. 천장관절에서는 2~3mm의 관절 움직임이 있다.

상을 개선합니다.

천장관절의 기능 이상만 있는 경우에는 약 3주 동안 수회 치료 받으면 완치될 수 있습니다. 일시적인 염증이 있는 경우에는 한 달에 1~2회, 3개월 정도의 치료가 필요합니다. 만성 염증이 있다면 완치는 어렵고 정기적인 치료로 증상을 조절합니다. [관절운동학적 치료법을 받을 때에는 대한관절운동 정형도수치료학회에서 인정한 전문의·지도의와 상담해야 하는 것이 좋습니다.]

076

마사지를 받으면 오히려 통증이 더 심해진다.
왜 그런 걸까?

척추관협착증 등의 만성 요통으로 고민인 사람은 허리 주위 근육이 딱딱하게 굳어 혈류 상태가 좋지 않습니다. 그래서 노폐물과 통증 유발 물질이 배출되기 어렵습니다. 이때 적절한 마사지를 받아 근육이 부드러워지면 혈류가 개선되면서 노폐물과 통증 유발 물질의 배출이 촉진되어 아프고 저린 증상이 줄어듭니다.

그러나 마사지를 받고 나서 허리 통증이 더 심해졌다는 사람도 더러 있습니다. 만약 무리한 힘으로 손상된 허리를 누르면 근막과 근육 섬유에 손상을 주어 염증이 생길 뿐 아니라 추간판이 더 튀어나오게 되어 굳은 허리 근육을 더 손상시킬 수 있습니다. 뼈가 약해진 상태라면 부러질 염려도 있습니다. 만약 마사지를 받고 허리 통증이 악화하였다면 즉시 중단해야 합니다. 허리 통증에 적용하는 마사지 요법의 전제는 손으로 부드럽게 하는 것입니다. 그러므로 마사지를 받으려면 근육을 제대로 풀어주는 치료원을 선택하는 것이 중요합니다.

077

플라센타 요법이란
어떤 치료일까?

플라센타란 포유동물의 태반을 말하며 의료현장에서 사용하는 태반은 인간의 태반에서 추출한 진액입니다. 플라센타 요법은 플라센타의 추출물을 피하 또는 근육에 주사하는 통증 완화 방법입니다.

원래 태반은 모체에서 태아에게 산소와 영양분을 전달하는 기관으로 태아의 성장에 필요한 다양한 영양 및 생리 활성 물질(몸의 작용을 활발하게 하는 물질)이 풍부하게 들어 있습니다. 플라센타를 보충하면 체내에서 HGF(간세포증식인자)와 NGF(신경세포증식인자) 등의 성장 인자가 활발하게 작용하면서 척추관 협착으로 인해 손상된 신경세포의 복구가 촉진됩니다.

또 플라센타에는 세포 활성, 혈액 순환 촉진, 항염 작용 등 20여 가지의 약리 작용이 있어 척추관협착증의 통증이나 저림 증상 완화에 도움을 줍니다.

078

'혈관내치료'는 어떤 치료법인가?

척추관협착증을 진단받고 계속 치료를 받았는데도 통증이나 저림 증상이 좀처럼 호전되지 않는 사람도 있을 것입니다. 그런 경우 통증이 있는 환부에 병적 '모야모야 혈관'이 생겼을 가능성이 있습니다. 모야모야 혈관이란 몸에 나쁜 영향을 끼치는 비정상적인 신생혈관으로, 엉킨 실처럼 흐물흐물해 보여서 필자(오쿠노 유우지, 오쿠노 클리닉 대표 원장)가 붙인 이름입니다.

신체 부담이 큰 부위에 모야모야 혈관이 생기는데 신경섬유도 얽혀 있어서 이 신경섬유가 통증을 감지합니다. 만약 통증이 만성화되었다면 모야모야 혈관이 원인일지도 모릅니다. 혈관을 축소하는 약제를 직접 주입하는 '혈관내치료'(정식 명칭은 운동기카테터 치료)를 받으면 모야모야 혈관이 줄어듭니다. 하지만 엄지손가락의 바닥면으로 통증 부위를 수직으로 15초 동안 꾹 누르는 자가요법을 실시하는 것만으로도 모야모야 혈관에 손상을 주어 통증이 호전되는 사람도 있습니다.

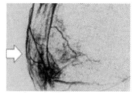

모야모야 혈관

7장

척추관협착증일 때
꼭 필요한
자가 관리 요령

079

척추관협착증 치료 중이라고
일상생활을 미루지 말 것

척추관협착증으로 조금만 움직여도 극심한 통증에 시달리는 급성기에는 몸을 무리하게 움직일 필요는 없지만, 참을 수 있을 정도로 통증이 누그러지면 움직일 수 있는 선에서 몸을 움직이는 편이 좋습니다. 실제로 핀란드에서 급성 요통 환자 186명을 대상으로 시행한 연구에서도 안정을 취한 그룹보다 어느 정도 일상생활을 지속한 그룹이 3주 후, 12주 후 관찰했을 때 두 시점 모두에서 허리 통증이 빠르게 회복되었다는 결과가 나타났습니다.

척추관협착증 환자는 고령이라도 움직일 수 있는 범위에서 집 안일이나 산책, 외출을 하는 것이 좋습니다. 그리고 통증이 생기지 않는 가벼운 운동을 하는 것도 매우 중요합니다. 또 몸을 움직일 때는 무거운 물건을 들지 않거나 몸을 앞으로 숙이는 등 통증이 발생하지 않는 자세나 동작의 요령을 알고 있는 것도 중요합니다. 그렇게 하면 행동 범위가 점점 넓어져 삶의 질을 높게 유지할 수 있을 것입니다.

080

허리에 부담을 주지 않는
생활 양식

결론부터 말하자면 허리에 부담을 주지 않는 생활 양식은 입식 생활입니다. 앞으로 숙인 자세를 취하면 척추관협착증으로 인한 통증이나 저림 증상을 예방하고 완화할 수 있습니다. 몸을 숙이면 척추관이 넓어지면서 신경이 덜 눌리기 때문입니다. 그러나 증상을 예방하고 개선한다는 이유로 몇 시간이나 몸을 숙이고 있다면 문제가 됩니다. 특히 앉은 자세에서 주의가 필요하며 보통 좋은 자세라고 하는 정좌 자세에서도 고령자는 턱이 앞으로 나온 구부정한 자세가 되기 쉽습니다. 그런 점에서 의자에 앉는 입식 생활은 자연스레 구부정한 자세를 어느 정도 피하게 해줍니다. 또 입식 생활은 좌식 생활과는 달리 바닥에 앉고 서는 동작을 반복하지 않아도 되기 때문에 하반신에 부담도 덜 줍니다.

의자에 앉을 때는 등받이에 허리를 대고 깊숙이 앉아 턱을 당기는 것이 좋습니다. 의자의 높이는 의자에 깊숙이 앉았을 때 발바닥 전체가 바닥에 닿고, 무릎이 직각에서 약간 벌어지는 자세가 이상적입니다.

081

증상이 완화된다는 이유로
늘 허리를 숙이고 있는데 괜찮을까?

척추관협착증 환자는 허리와 엉덩이를 구부정하게 숙이면 증상이 완화됩니다. 그렇기 때문에 정형외과 의사는 환자에게 몸을 숙이는 자세를 취하라고 권하기도 합니다.

그러나 이는 아프고 저린 증상을 일시적으로 제거하는 응급처치로 생각하는 편이 좋습니다. 환자는 척추 본연의 S자 곡선이 무너져 허리에 과도한 부담을 받고 있습니다. 그런데 허리를 숙이는 자세가 더해지면 척추는 점점 휘고 척추관의 협착도 더욱 심해집니다.

원칙적으로는 척추관협착증 환자도 건강한 사람과 마찬가지로 등줄기를 곧게 펴고 척추가 S자 곡선을 그리도록 의식하며 바른 자세를 취하는 것이 중요합니다. 그렇다고 해서 무리하게 가슴을 펴고 허리를 과하게 펼 필요는 없습니다. '통증이나 저림 증상이 나타날 듯 말 듯'한 지점(중립 자세)까지만 상체를 가볍게 펴도록 합니다.

082

걷는 중에 발생한 간헐파행에
대처하는 요령

　걷는 중에 간헐파행으로 아프고 저린 증상이 나타나면 되도록 빨리 멈춰 서서 몸을 숙이고 휴식을 취해야 합니다. 통증이나 저림 증상이 나타날 것 같은 징후가 있음에도 참고 계속 걸으면 증상이 더욱 심하게 나타날 뿐만 아니라 그때마다 신경이 손상을 입어 증상이 차츰 악화하고 한 번에 걸을 수 있는 거리가 점점 짧아질 우려가 있기 때문입니다.

　몸을 앞으로 굽혀 휴식을 취해도 아프고 저린 증상이 가라앉지 않는다면 '인사 스트레칭'을 추천합니다. 아픈 쪽 발을 뒤쪽에 두고 인사하듯이 상체를 앞으로 숙여 허리를 구부리는 스트레칭입

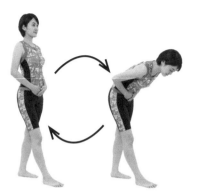

니다. 간헐파행이 발생할 때마다 10회 정도 실시하면 빠르게 증상이 회복됩니다.

아픈 쪽 발을 뒤쪽에 두고 인사하듯이 상체를 앞으로 숙여 허리를 구부린다. 이 동작을 10회 반복한다.

083

간헐파행이 발생했을 때 쭈그려 앉아서
쉬는 게 부끄럽다. 좋은 방법 없을까?

간헐파행이 발생할 조짐이 보이면 잠시 멈춰 서서 아래를 내려다보세요. 아니면 휴대폰 화면이라도 들여다보세요. 그러면 자연스럽게 상체를 앞으로 굽히는 자세가 되어 통증이나 저림 증상이 완화됩니다. 신발 끈을 다시 묶는 척하면서 쭈그려 앉는 것도 한 가지 방법입니다. 벤치 등 앉을 곳이 있으면 잠시 걸터앉아 몸을 앞으로 숙여 휴식을 취하는 것도 좋습니다.

또한 벽에 기대어 쉬는 방법도 있습니다. 벽에서 반걸음 떨어진 곳에 서서 등을 벽에 기대면 자연스럽게 몸이 앞으로 수그러지므로 타인의 시선을 신경 쓰지 않고 쉴 수 있습니다. 자주 걷는 길에 기댈 수 있는 벽이 있는지 알아보고 간헐파행이 발생할 때 쉴 만한 장소를 미리 찾아두는 것도 좋습니다. 그러면 아프고 저린 증상에 지레 겁을 먹지 않고, 적극적으로 외출하려는 의욕이 생길 것입니다. 기분 전환도 되고 긍정적인 마음으로 근력까지 향상할 수 있으므로 증상 개선에 큰 도움이 됩니다.

084

간헐파행으로 힘들 때
편하게 걷는 방법

    간헐파행으로 고민인 사람은 걸을 때 발끝과 발뒤꿈치를 동시에 지면에 닿게 하는 '발바닥 전체로 걷기'를 추천합니다. 발바닥 전체로 걸으면 보행 시 안정감이 증가해 휘청거리지 않고 편안하게 걸을 수 있습니다. 사람의 발바닥은 모지구(엄지발가락 뿌리 부

발바닥 전체로 걷기

간헐파행이 있는 사람은 지면에 발을 디딜 때 발가락 전체를 꽉 쥐어보면 발바닥 전체로 걷고 있다는 것을 느낄 수 있다.

걸음걸이에 맞춰 팔을 천천히 앞뒤로 흔든다.

무릎을 살짝 구부리고 중심을 앞에 둔다.

발끝과 발뒤꿈치를 동시에 지면에 닿게 한다.

○ 지팡이를 사용해도 좋다.

분), 소지구(새끼발가락 뿌리 부분), 발뒤꿈치의 세 점에서 체중을 지지하고 있으므로 발바닥 전체를 사용해서 착지하면 세 점 지지가 극대화됩니다. 또한 발바닥 전체로 걷기는 발뒤꿈치가 먼저 착지하고 발끝으로 차고 나가는 일반 걸음걸이처럼 척추관을 좁히지도 않습니다.

085

계단을 편하게
오르내리는 방법

계단을 올라갈 때는 허리가 뒤로 젖혀지지 않도록 시선을 계단 위쪽에 두지 않고 정면을 향하도록 하는 것이 좋습니다. 계단을 내려갈 때는 발밑을 보며 내려가기 때문에 자연스레 허리가 앞으로 수그러져 하반신 통증이나 저림 증상이 잘 생기지 않습니다. 계단을 오르내릴 때도 발바닥 전체를 사용해(137쪽 참고) 한 걸음씩 오르내리도록 합니다.

계단 오르내리는 법

계단을 올라가는 법　　　　　　　　　　　　**계단을 내려가는 법**

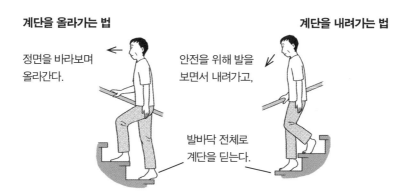

정면을 바라보며 올라간다.

안전을 위해 발을 보면서 내려가고,

발바닥 전체로 계단을 딛는다.

계단에서도 평지를 걸을 때와 마찬가지로 중립 자세(그 이상으로 젖히면 증상이 나타나는 상체의 기울기)를 유지하는 것이 기본입니다. 또한 계단에서는 안전이 우선이므로 반드시 난간을 짚고 오르내리도록 합니다. 난간이 없을 때는 벽을 짚으면 몸이 흔들리지 않습니다.

086

척추관협착증 환자는
뛰면 안 좋을까?

하반신 통증이나 저림 증상을 개선하려면 적절한 운동이 필요합니다. 하지만 절대 무리해서는 안 되고 러닝 등 격렬한 운동은 특히 삼가야 합니다. 척추관협착증 환자는 아프고 저린 증상 탓에 평소 몸을 잘 움직이지 않기 때문에 다리의 운동신경과 근육이 쇠약해진 경우가 많습니다. 충분히 회복되기 전에 갑자기 뛰면 균형을 잃고 넘어지기 쉬우므로 이런 동작은 피하는 것이 좋습니다.

척추관협착증 환자는 장거리를 걸으면 하반신에 통증이나 저림 증상이 나타나 걸을 수 없게 되는 간헐파행이 발생하기 쉽습니다. 운동 삼아 걸을 때라도 간헐파행 증상이 나타나면 휴식을 취하도록 합니다. 무리가 되지 않는 범위에서 스트레칭이나 체조 같은 운동으로 운동량을 확보하는 것이 좋습니다. 또 일상생활에서 뛰는 것을 조심해야 합니다. 지하철 역내 계단이나 승강장에서, 또는 버스 정류장에서 차를 놓칠 것 같아도 뛰지 않는 것이 좋습니다. 그러려면 다음 교통편을 이용해도 될 만큼 여유 시간을 가지고 움직이면 좋을 듯합니다.

087

척추관협착증 환자에게
어떤 가방이 좋을까?

보통 가방을 들 때 주로 사용하는 손이나 어깨가 정해져 있는 사람이 많을 것입니다. 그래서 늘 한쪽 팔로만 가방을 들거나 한쪽 어깨에만 가방을 메는 사람을 흔히 볼 수 있습니다. 그러나 한쪽에만 하중을 받으면 근육의 균형이 무너지고 척추와 골반이 틀어집니다. 척추관협착증 환자에게 이러한 습관이 있다면 하반신의 통증이나 저림 증상은 더욱 악화합니다.

척추관협착증 환자에게 추천하는 가방은 등산용 배낭입니다. 배낭을 메면 살짝 몸이 앞으로 수그러지기 때문에 좁아진 척추관이 넓어지면서 신경이 덜 눌립니다. 전철이나 버스를 탔을 때 앉아서 간다면 배낭을 가슴 앞으로 안아보세요. 자연스럽게 등이 굽어 편한 자세를 유지할 수 있습니다. 가방에 짐을 넣을 때는 가벼운 물건은 아래쪽에, 무거운 물건은 위쪽에 넣으면 균형이 잡혀 등에 멨을 때 편합니다. 배낭의 어깨끈은 너무 길지 않도록 몸에 딱 맞게 조절하는 것이 좋습니다. 보행 능력이 쇠퇴해 걷기가 힘들다면 바퀴가 달린 카트를 이용하는 것도 한 방법입니다.

088

척추관협착증 환자에게는
어떤 신발과 양말이 좋을까?

발에 맞지 않는 신발을 신으면 발바닥이나 발가락 근육이 피로 해지고 종아리와 허벅지 근육에 부담이 갑니다. 다리가 안 좋으면 상체에도 영향을 주어 골반이 불안정해지고 척추가 휘어집니다.

그러므로 요추에 가해지는 부담을 줄이려면 신중하게 신발을 선택해야 합니다. 신발을 살 때는 반드시 매장에서 발 크기에 맞는 신을 신고 걸어본 다음 편하게 걸을 수 있는 것으로 골라야 합니다. 이때 발끝을 잘 사용할 수 있는 디자인의 신발을 선택하면 걷기가 편해지고 힘이 생겨 잘 넘어지지 않습니다. 하이힐과 샌들은 피하고 발뒤꿈치를 감싸는 디자인을 선택하는 것도 중요합니다. 신발 크기를 조절할 수 있는 끈이나 벨크로 등이 있으면 걸을 때 안정감이 높아집니다.

양말도 중요합니다. 척추관협착증 환자에게는 발가락 양말을 추천하는데, 보행 시 발에 힘이 생겨 몸의 균형이 좋아지기 때문입니다. 걸을 때는 발가락으로 땅을 누르듯 걸으면 추진력이 높아져 보행 거리도 늘어나게 됩니다.

089

척추관협착증 환자의
지팡이 고르는 법과 올바른 사용법

척추관협착증으로 보행이 불안정한 사람에게는 잡기 편하고 체중을 잘 지탱해 주면서 휴대성이 뛰어난 T자형 지팡이가 적당합니다. 지팡이의 길이는 지팡이가 땅에 닿았을 때 손잡이(그립)가 대퇴골의 윗부분인 대전자 높이에 오는 것이 좋습니다. 또 지팡이 손잡이에 고무가 붙어 있으면 손이 미끄러지지 않습니다.

지팡이 사용법

다리가 저리지 않을 때
척추의 S자 곡선을 의식하면서 지팡이를 몸 옆쪽에 붙여서 짚는다.

다리가 저릴 때
다리가 저리면 지팡이를 몸 앞쪽에 짚고 상체를 숙이는 자세를 취한다.

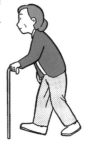

T자형 지팡이는 아픈 다리의 반대쪽 손으로 잡고 척추의 S자 곡선을 의식하면서 몸 옆쪽에 붙여서 짚습니다. 아프고 저린 증상이 나타난다면 지팡이를 몸 앞쪽에 짚고 상체를 숙이는 자세를 취합니다. 접이식 T자형 지팡이도 있습니다. T자형 지팡이는 평소에는 잘 사용하지 않더라도 비상용으로 가지고 다니고 싶은 사람에게 추천합니다.

090

척추관협착증 환자에게
추천하는 자전거 타기

척추관협착증 환자라도 가능한 범위에서 운동하는 것이 좋습니다. 몸을 너무 움직이지 않으면 근력이 떨어져 척추관협착증이 악화하거나 고혈압과 당뇨병 등 생활 습관병이 생기기 쉽습니다.

건강 증진을 위한 대표적인 운동으로 빠르게 걷기를 많이 추천하는데, 간헐파행을 보이는 척추관협착증 환자들은 빠르게 걷기는커녕 그냥 걷기도 힘들다는 사람이 많습니다. 그런 이들에게는 '자전거 타기'를 추천합니다. 자전거를 탈 때는 상체를 굽히는 자세가 되므로 간헐파행 같은 증상이 발생하기 어렵습니다. 오랫동안 걷지 못하더라도 자전거는 오래 탈 수 있는 사람이 많습니다.

자전거 타기는 보행과 관계있는 허리 심부 근육과 허벅지 근육을 효율적으로 단련하여 다리가 튼튼해지기 때문에 넘어지거나 다리를 못 써 장기 침상 환자가 되는 사태를 예방할 수 있습니다. 물론 고혈압이나 고혈당, 체중 감량에도 큰 효과가 있습니다. 자전거 타기는 주 3일, 하루 30분 정도를 목표로 하면 좋습니다. 페달은 가볍게 해서 빠르게 돌리는 것이 좋습니다.

091

실버 카트 고르는 법과
올바른 사용법

실버 카트라고도 불리는 보행보조기는 척추관협착증으로 걷기가 어려울 때 매우 유용합니다. 외출 시 장바구니와 의자 대용으로도 사용할 수 있으니 편리한 도구입니다.

보행보조기를 구입할 때는 용도를 고려해야 합니다. 쇼핑이 목적이라면 수납공간과 무게 균형이 잡힌 중간형(콤팩트형 및 박스형

보행보조기 사용법

보행보조기를 사용할 때는 척추를 중립 자세로 유지하고 몸에 가까이 두고 밀면서 걷는다.

다리가 아프거나 저리다면 보행보조기를 몸에서 조금 떨어뜨리고 허리를 살짝 굽힌 자세로 밀면서 걷는다.

의 중간 크기)을 추천합니다. 외출이 잦아 중간에 자주 쉬고 싶은 사람은 앉는 부분이 넓은 박스형이 적합합니다. 어느 유형이든지 손잡이 높이가 조절되고 브레이크 조작이 가능한지 확인해야 합니다. 핸들의 높이는 '신장의 절반+5~15cm'가 적당합니다. 사용방법은 앞쪽의 그림을 참고합시다.

092

통증이나 저림 증상이 나타날 때 어떻게 서 있어야 편할까?

척추관협착증으로 인한 통증이나 저림 증상은 서서 요리하거나 일을 하거나 대중교통을 이용할 때처럼 가만히 서 있기만 해도 나타나므로, 평소 서 있기 편한 자세를 알아두어야 합니다. 서 있을 때는 중립 자세(그 이상으로 젖히면 증상이 발현되는 상체의 기울기)를 유지하고 바른 자세로 척추 본연의 S자 곡선을 무너뜨리지 않는 것이 중요합니다.

발바닥에 체중을 싣는 방법도 중요합니다. 엄지발가락, 새끼발가락, 발뒤꿈치 세 곳에 골고루 체중을 싣고 양다리는 어깨너비 정도로 벌린 채로 발끝은 각각 새끼발가락 쪽 바깥으로 30도 정도 회전해 서면 안정감이 높아집니다.

전철이나 버스 등에 서 있을 때 아프거나 저린 증상이 나타나면 앞으로 숙인 자세를 취합니다. 이때 증상이 나타나는 쪽의 다리를 뒤로 당겨 앞뒤로 조금 벌려주면 통증이나 저림 증상이 완화합니다. 그래도 괜찮아지지 않으면 인사 스트레칭(135쪽 참고)을 해보기를 권합니다.

093

버스나 전철에서는
어떤 자세를 취해야 편할까?

　버스나 전철에서 손잡이를 잡고 서 있으면 허리가 뒤로 젖혀져 척추관 협착이 심해지고 신경이 압박되어 증상이 나타나기 쉽습니다. 이때는 양발을 앞뒤로 조금 벌려 발 앞쪽에 체중을 싣고 몸을 숙이는 자세를 유지하면 편합니다. 허리가 적당히 구부러져 척추관이 넓어지므로 오래 서 있을 수 있습니다.

　양발을 앞뒤로 벌리는 이유는 그렇게 해야 안정감 있게 몸을 숙이는 자세를 유지할 수 있기 때문입니다. 그와 동시에 아픈 쪽 발을 뒤에 두고 앞 다리에 체중을 싣는 것이 기본입니다. 양다리 모두 통증이 있다면 양발의 위치를 바꿔줍니다.

　손잡이는 팔꿈치를 살짝 구부렸을 때 조금 낮은 위치(배꼽 높이가 기준)를 잡아야 몸을 숙이는 자세를 유지하기 쉽습니다. 손잡이를 잡으면 갑작스러운 흔들림에도 허리의 안정성이 높아진다는 이점이 있습니다. 좌석에 앉을 때는 등받이에 기대지 말고 엉덩이를 깊숙이 넣어 앉고, 서 있을 때와 마찬가지로 양발을 앞뒤로 조금 벌린 상태에서 몸을 숙이는 자세를 유지하면 좋습니다.

094

의자나 소파에서는
어떻게 앉아야 편할까?

척추관협착증 환자는 등받이가 있고 앉는 부분이 딱딱한 의자를 고르는 것이 좋습니다. 앉으면 푹 꺼지는 폭신한 의자나 소파는 피해야 합니다.

의자에 앉을 때는 엉덩이를 깊숙이 넣어 앉고 발을 앞뒤로 벌려줍니다. 이때 아픈 다리를 뒤쪽에 두는 것이 포인트입니다. 등받이에 기대지 말고 약간 앞쪽으로 기운 자세를 유지하며 앉는 것이 좋습니다.

장시간 의자에 앉아 있어야 할 때는 큰 수건을 둥글게 말아 '허리 베개'를 만들어 의자 등받이와 등 사이에 끼우는 것을 추천합니다. 그렇게 하면 앞쪽으로 적당히 기운 자세를 유지하기 쉬워집니다.

편하게 앉는 방법

등받이가 있는 의자를 고른다.

허리 베개를 만들어 끼운다.

아픈 다리를 당겨 뒤쪽에 둔다.

095

휴대전화를 사용할 때
허리에 부담을 주지 않는 자세

휴대전화 화면을 볼 때는 몸을 앞으로 숙이는 자세가 되므로 좁아진 척추관이 넓어지면서 통증이나 저림 증상이 완화됩니다. 그래서 외출 시 간헐파행이 나타났을 때 휴대전화의 화면을 보는 척하면서 몸을 숙이면 다른 사람을 신경 쓰지 않고 자연스럽게 휴식을 취할 수 있습니다. 다만 이 방법은 어디까지나 간헐파행의 대처 방법일 뿐 항상 앞으로 몸을 숙이는 자세를 취해도 좋다는 말은 아닙니다.

척추관협착증 환자는 척추 본연의 S자 곡선이 무너져서 요추에 과도한 부하가 걸린 상태입니다. 일상생활에서는 중립 자세(그 이상으로 젖히면 증상이 발현되는 상체의 기울기)를 의식하면서 가능한 한 바른 자세를 취하고 척추 본연의 S자 곡선에 가깝게 유지하는 것이 중요합니다. 휴대전화를 사용할 때는 되도록 얼굴 높이까지 화면을 들어 지나치게 상체를 숙이지 않도록 주의해야 합니다.

096

바닥에 앉을 때
허리에 부담이 되지 않는 자세

조문을 가거나 의식에 참가해서 어쩔 수 없이 바닥에 무릎을 꿇고 앉아야 할 때가 있습니다. 그럴 때는 반으로 접은 방석을 엉덩이와 양쪽 발목 사이에 끼워두면 편하게 앉을 수 있습니다.

좌식 식당에 가거나 다른 이유로 바닥에 앉을 때는 발을 앞으로 뻗고 앉으면 편합니다. 이때 아픈 쪽 다리만 구부려 양팔로 감싸면 허리가 둥글어지면서 척추관이 넓어지므로 양 무릎을 세워 양팔로 감싸고 앉는 자세도 추천합니다. 이 경우에도 아픈 다리를 뒤쪽에 두는 것이 요령입니다. 좌식 의자나 허리 쿠션을 사용해도 편하게 앉을 수 있습니다. 하지만 같은 자세를 오랫동안 유지하는 것은 금물입니다. 30분이 지나면 반드시 다른 자세로 바꾸는 것이 좋습니다.

정좌 시 편하게 앉는 방법

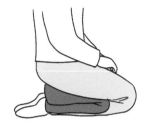

반으로 접은 방석을 엉덩이와 양쪽 발목 사이에 끼운다.

097

책상에서는
어떻게 앉아야 좋을까?

의자에 앉을 때는 좌우 엉덩이에 있는 좌골을 수직으로 세워 앉고 중립 자세를 유지하도록 합니다. 좌골은 항문의 좌우 양쪽으로 툭 튀어나온 뼈를 말합니다.

척추관협착증 환자는 좌골과 골반을 눕혀 앉는 사람이 많은데 이는 허리에 부담을 가중합니다. 그러나 좌골을 의자의 앉는 부분에 수직으로 세우면 엉덩이에서 상체의 무게를 지탱할 수 있게 되어 자연스럽게 중립 자세가 유지됩니다. 허리 부담이 줄어들기 때문에 오랜 시간 바른 자세로 의자에 앉을 수 있습니다.

이렇게 바른 자세로 앉는 것에 익숙해지려면 시간이 걸릴지도 모릅니다. 그때까지는 허리 쿠션을 받쳐 좌골을 세워 앉는 것도 방법입니다. 또한 좌골을 세우고 앉았을 때 새끼발가락 쪽 발끝을 좌우로 30도씩 바깥으로 향하게 하는 것도 중요합니다. 이렇게 하면 하반신의 관절과 근육에 불필요한 부하가 걸리지 않아 편안하게 앉아 있을 수 있습니다.

098

다림질, 세탁, 욕조 청소를
편하게 하는 자세

다림질

서서 다림질할 때는 아픈 다리를 뒤쪽에 두고 양다리를 벌립니다. 앉아서 다림질할 때는 한쪽 무릎을 세우면 척추관에 부담을 줄여줄 수 있습니다.

세탁

빨래 바구니를 허리 정도 높이의 받침대 위에 놓습니다. 의자에 앉아 옷걸이에 빨래를 건 다음 널면 서 있는 시간이 줄어들므로 허리에 부담이 적습니다. 건조대의 위치는 허리를 뒤로 젖히지 않아도 될 만큼 약간 낮은 것이 좋습니다.

욕조 청소

바닥에 한쪽 무릎을 대고 중립 자세를 유지합니다. 몸을 앞으로 숙이지 않도록 손잡이가 긴 솔로 욕조 안쪽을 닦습니다.

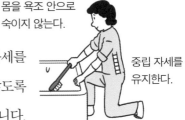

몸을 욕조 안으로 숙이지 않는다.

중립 자세를 유지한다.

요리와 청소를
편하게 하는 자세

요리

음식 조리대는 섰을 때 배꼽 위치보다 약간 아래에 위치하는 높이가 가장 좋습니다. 이보다 더 높으면 바닥에 튼튼한 나무 상자 같은 것을 놓아 높이를 조절합니다. 또한 증상이 나타나는 쪽 다리를 10~20cm 정도 높이의 받침대에 올려두면 허리의 부담이 줄어들어 증상이 쉽게 나타나지 않습니다. 장시간 서 있는 자세로 요리하는 것은 매우 고된 일이므로 되도록 앉아서 할 수 있는 방법을 찾으면 좋겠습니다.

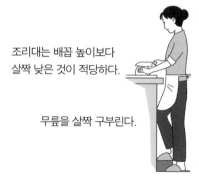

조리대는 배꼽 높이보다
살짝 낮은 것이 적당하다.

무릎을 살짝 구부린다.

10~20cm 높이의 받침대에
발을 올린다.

청소

청소기 손잡이의 길이를 조절하고 상체를 바로 세워서 청소합니다. 걸레질도 손잡이가 긴 것을 사용하도록 권장하지만, 바닥에 앉아서 걸레질할 때도 구부정한 자세는 피하고, 한쪽 무릎을 바닥에 대고 닦도록 합니다.

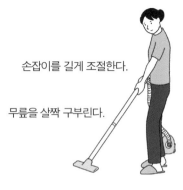

손잡이를 길게 조절한다.

무릎을 살짝 구부린다.

다리를 앞뒤로 두고
한 번씩 발의 위치를 바꾼다.

100

운전할 때
편안한 자세와 주의 사항

차를 운전할 때는 운전석에 좌골을 수직으로 세워서 앉는 것이 좋습니다. 이 점을 유의하면 허리에 부담을 줄일 수 있고 장시간 운전해도 쉽게 피로하지 않습니다.

운전석 등받이와 의자 바닥 면의 각도가 100~110도 정도 되게 뒤로 기울이고 차량용 허리 쿠션을 놓은 상태에서 등을 좌석에 밀착해 앉습니다. 허리 쿠션이 없으면 둥글게 만 대형 수건이나 일반 쿠션을 사용해도 상관없습니다.

운전석에 완전히 착석할 때 몸을 크게 비틀면 척추관을 압박할 우려가 있으므로 주의해야 합니다. 허리에 부담을 주지 않고 차를 타려면 운전석 가장자리에 옆으로 앉아 몸을 반만 돌립니다. 이때 회전축을 직선으로 유지해 상체와 하체를 비틀지 않고 그대로 정면을 향하도록 하는 것이 핵심입니다. 차에서 내릴 때는 문 쪽으로 몸을 반 바퀴 돌린 다음 내립니다. 그러면 허리를 비틀지 않고도 차에 타고 내릴 수 있습니다. 운전 중에는 틈틈이 휴식을 취하고 한 시간에 한 번은 차에서 내려 허리를 펴도록 합니다.

101

물건을 운반할 때
허리에 부담을 주지 않는 방법

물건을 들어 올릴 때 허리에 부담을 주지 않으려면 요추 전만(허리가 앞쪽으로 굽어 있는 자세)을 유지하는 것이 중요합니다.

우선 물건 바로 옆에 쪼그리고 앉아 한쪽 무릎을 바닥에 댑니다. 이때 엉덩이의 좌골 바로 위에 상체를 바로 세운다고 의식하면서 아랫배를 살짝 앞으로 내밀고 턱을 당깁니다. 물건을 조금 들어 올려 물건의 측면으로 배꼽을 누르고 몸에 밀착시키면서 고관절, 무릎, 다리에 힘을 주고 수직 방향으로 천천히 일어납니다. 물건과 몸이 떨어져 있거나 몸을 숙이면 허리의 부담이 커지므로 주의합니다. 짐을 내려놓을 때도 고관절과 무릎을 굽힙니다.

물건을 들어 올리는 방법

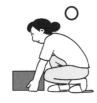 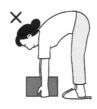

물건 바로 옆에 쪼그리고 앉아
바닥에 무릎을 대고 물건을 천천히
들어 올린다.

102

몸을 씻을 때
주의할 자세와 편한 자세

세안은 높은 의자에 앉아 몸을 앞쪽으로 기울여서 하는 것이 가장 편합니다. 의자 없이 서서 할 때도 양발을 앞뒤로 벌려 몸을 살짝 숙이는 자세를 취합니다. 아울러 아픈 쪽 다리를 뒤로 당겨 발끝을 두꺼운 책이나 요가 블록 등에 올려두면 편합니다. 이때 사용하지 않는 손으로 세면대를 잡으면 몸이 지탱되어 안정적입니다.

목욕할 때는 특히 미끄러지지 않도록 조심해야 합니다. 안전을 위해 난간을 잡는 것도 좋습니다. 욕조에 앉을 때는 아픈 다리를 구부려 양팔로 안고 반대쪽 다리를 앞으로 뻗습니다. 욕실 의자를 욕조에 넣어 앉는 방법도 있습니다. 이때도 아픈 다리를 뒤로 당기고 앞뒤 다리를 살짝 벌리는 자세를 취하면 편하게 목욕할 수 있습니다. 목욕 의자에 앉아 씻을 때도 마찬가지입니다.

머리를 감을 때는 얼굴이 위를 향하면 허리가 젖혀지기 쉬우므로 주의해야 합니다. 얼굴을 아래로 향하게 하고 머리를 감도록 합니다.

103

허리에 부담을 주지 않고
편안하게 자는 자세

　허리에 부담을 주지 않는 취침 자세는 옆으로 누운 자세나 천장을 보고 바로 누운 자세입니다. 두 자세 모두 허리를 휘게 하지도 않고, 척추관을 좁힐 우려도 없기 때문에 통증이나 저림 증상을 억제해서 쾌적하게 잘 수 있습니다.

편안한 취침 자세

옆으로 누워 잘 때는 새우처럼 허리를 둥글게 말고 무릎을 가볍게 구부린다. 바로 누워서 잘 때는 쿠션이나 둥글게 만 방석을 무릎 아래에 받치면 좋다.

옆으로 누운 자세

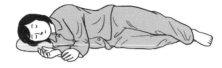

바로 누운 자세

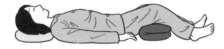

옆으로 누워 잘 때는 새우처럼 허리를 둥글게 말고 무릎을 가볍게 구부립니다. 그렇게 하면 척추관이 넓어져 신경 압박이 느슨해집니다.

천장을 보고 누워 잘 때는 허리를 구부리지 말고, 쿠션이나 둥글게 만 방석을 무릎 아래에 받칩니다. 이런 상태로 가볍게 무릎을 세우면 좁아진 척추관이 넓어집니다.

엎드려 자면 허리가 젖혀지기 쉬우므로 권장하는 자세는 아니지만, 습관이 들어 엎드려 자지 않으면 잠이 잘 오지 않는 사람에게는 배 밑에 쿠션이나 방석을 깔고 잘 것을 권합니다.

104

이불과 베개는
어떤 타입이 좋을까?

바닥에 까는 요나 침대 매트는 자다가 자연스럽게 몸을 뒤척일 수 있는 정도의 딱딱한 것이 좋습니다. 자면서 몸을 뒤척이면 혈류가 촉진되고 낮에 활동하면서 뒤틀린 골격이 바로잡힙니다.

딱딱한 기준은 바닥에 요를 한 장 깐 정도가 적당합니다. 부드러운 침구는 언뜻 몸을 편안하게 할 것 같지만 허리를 푹 꺼지게 해 척추관이 좁아지기 쉬우므로 적합하지 않습니다. 덮는 이불도 몸을 뒤척이기 쉽도록 가벼운 것을 고릅니다.

이불과 베개 고르는 방법

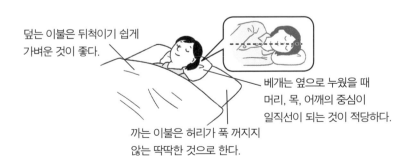

덮는 이불은 뒤척이기 쉽게 가벼운 것이 좋다.

까는 이불은 허리가 푹 꺼지지 않는 딱딱한 것으로 한다.

베개는 옆으로 누웠을 때 머리, 목, 어깨의 중심이 일직선이 되는 것이 적당하다.

105

아침에 통증 없이
일어나는 방법

아침에 일어나자마자 허리 통증이 심하면 온종일 우울한 기분에 휩싸여 지내게 됩니다. 반대로 기분이 안 좋으면 증상도 악화하기 쉽습니다. 통증의 악화를 방지하려면 아침에 다음과 같은 방법으로 일어나도록 합니다.

우선 잠에서 깨면 바로 일어나지 않도록 주의합니다. 수면 중에는 허리를 거의 움직이지 않기 때문에 근육이 굳어 관절의 움직임도 좋지 않습니다. 이불 속에서 허리를 문지르거나 천천히 앞뒤로 가볍게 움직여 몸을 풀어줍니다. 바닥 매트에서 일어날 때는 옆으로 누워서 무릎과 허리를 굽히고 팔꿈치로 지지하며 상체를 일으킵니다. 그다음 양발을 앞으로 모으고 네발로 기는 자세를 취해 벽 등에 손을 짚고 천천히 일어납니다.

침대에서 일어날 때도 옆으로 누워서 무릎과 허리를 굽히고 양발을 침대 끝으로 옮깁니다. 침대 밖으로 다리를 먼저 내리고 양손으로 짚어 상체를 일으킨 다음 걸터앉은 자세에서 일어나면 허리에 부담이 적습니다.

8장

척추관협착증일 때
식습관은 어떻게
개선할까?

106

어떤 영양소를
섭취해야 좋을까?

척추관협착증 환자는 뼈, 연골, 근육을 구성하는 영양소가 든 식품과 혈류, 신경 회복을 촉진하는 식품을 적극적으로 섭취해야 합니다.

구체적으로는 뼈의 주요 성분인 칼슘이나 비타민D가 바로 그 것입니다. 추간판과 인대를 유지하기 위해서는 콜라겐, 콘드로이틴, 엘라스틴이 중요한 역할을 수행합니다. 근육을 구성하는 아미노산(단백질 구성 성분)과 더불어 체내에서 콜라겐 합성을 촉진하는 기능을 하는 비타민C도 필요합니다.

그리고 손상된 신경을 복구하기 위해서는 비타민B군 중에서도 비타민B$_{12}$가 중요합니다. 간헐파행에는 혈류 개선약이 제1 선택 사항인 것처럼 혈액량을 늘려 혈류를 촉진하는 미네랄(무기영양소) 인 철, 비타민B군의 엽산 같은 영양소도 중요합니다.

107

증상 개선에
다이어트가 반드시 필요한 이유

배에 지방이 붙으면 신체 균형을 잡기 위해 배를 내밀고 허리를 뒤로 젖히는 자세가 되기 쉽습니다. 이러한 자세는 척추관을 좁히고 신경을 압박해 척추관협착증을 악화시킵니다. 더욱이 몸에 불필요한 지방이 지나치게 쌓이면 허리와 엉덩이, 무릎에 부담이 증가해 통증이 심해지고, 이러한 통증 때문에 운동 부족이 되는 경우가 적지 않습니다. 운동량이 부족하면 근육량이 줄고 골밀도가 감소해 골다공증을 초래하기 쉽습니다. 그렇게 되면 근육량이 적기 때문에 넘어지기 쉽고, 넘어지면 골밀도가 적은 탓에 장기 침상 환자가 되는 경우도 있습니다.

무리한 다이어트는 금물입니다. 운동은 하지 않으면서 식사량만 줄이면 체중은 줄지만 근육량과 골량까지 감소합니다. 다이어트의 핵심은 1일 3식을 기본으로 하되 영양소 균형이 잘 잡힌 식사를 하는 것입니다. 과식과 편식을 삼가고 적당량의 식사를 하도록 해야 합니다. 또 무리가 되지 않는 운동이나 산책을 하면 근육은 유지하면서 섭취한 칼로리는 모두 소비할 수 있습니다.

108

뼈를 튼튼하게 하는 칼슘,
꼭 섭취해야 할까?

뼈가 약해지면 척추관협착증이 악화하기 쉬운데, 그 이유는 바로 칼슘 부족 때문입니다. 칼슘의 하루 권장량은 성인 기준 600~700mg이지만, 현대인은 칼슘 부족이라서 의식적으로 섭취하지 않으면 부족해지기 쉽습니다.

그래서 사람들이 칼슘 함유량이 많은 식품을 찾는데, 그중에서도 우유는 칼슘 함유량이 높은 대표적인 식품으로, 우유의 칼슘 함유량은 100g당 110mg입니다. 우유를 마셨을 때 유당불내증으로 배가 아픈 사람들은 요구르트를 섭취하면 좋습니다. 그 밖에 정어리, 빙어 등의 작은 생선이나 톳, 미역 등의 해조류, 콩과 두부, 낫토 등의 콩류에도 칼슘이 많이 함유되어 있습니다.

다만 우유와 어류는 칼슘 흡수율이 각각 40%, 33%로 체내에 잘 흡수되지 않는다는 약점이 있습니다. 따라서 칼슘을 보충하려면 흡수를 높이는 비타민D(170쪽 참고)나 마그네슘 등의 영양소를 함께 섭취하면 좋습니다.

109

콜라겐과 콘드로이틴은
왜 필요한가?

척추관협착증은 추간판이 약해지는 주요 원인입니다. 추간판을 구성하는 것은 콜라겐, 콘드로이틴, 엘라스틴이라는 성분입니다. 이러한 성분을 만드는 단백질의 섭취가 부족해지면 추간판의 탄력성이 떨어져 추간판이 찌그러지고 변형되기 쉬워집니다. 또 추골(척추를 구성하는 낱개의 뼈)이 변형되거나 척추관협착증이 진행되기 쉬워집니다. 따라서 추간판을 건강하게 유지하려면 연골의 성분이 되는 이러한 영양소를 보충할 필요가 있습니다.

콜라겐은 동물의 피부나 연골, 내장 등에 많이 함유되어 있으며 육류 중에는 소나 돼지의 힘줄 부위, 삼겹살, 닭의 날개, 연골 등에 다량 들어 있습니다. 어패류에서는 통째로 먹을 수 있는 정어리나 멸치 등 작은 생선을 추천합니다.

콘드로이틴은 오크라나 참마, 맛버섯 등의 끈적임이 있는 식품으로 섭취할 수 있으며, 엘라스틴은 소나 돼지의 힘줄 부위, 심장, 가다랑어, 연어, 정어리 등에 비교적 많이 함유되어 있습니다.

110

비타민D도 뼈 건강과 깊은 관련이 있다

'뼈 건강에 좋은 비타민' 하면 단연 비타민D를 들 수 있습니다. 비타민D는 뼈 형성에 필수이며 칼슘의 대사(체내에서 이루어지는 화학반응)와 밀접하게 관련되어 있습니다.

비타민D는 소장에서 칼슘 흡수를 촉진하거나 혈액 속의 칼슘을 뼈에 흡수하는 역할을 합니다. 또 반대로 혈액 속의 칼슘이 부족할 때는 칼슘을 뼈에서 방출해 혈중 농도를 일정하게 유지하는 기능도 합니다. 즉 척추관협착증을 개선하기 위해 골량을 늘리려면 뼈의 성분이 되는 칼슘뿐만 아니라 칼슘의 흡수를 도와주는 비타민D도 함께 섭취해야 합니다.

일본 후생노동성에 따르면 성인의 비타민D 1일 섭취 기준량은 5.5μg입니다.[우리나라의 비타민D 1일 충분섭취량은 10μg입니다.] 비타민D는 멸치, 청어, 연어 등의 어류와 표고버섯, 잎새버섯 등의 버섯류에 다량 함유되어 있습니다.

비타민D는 일광욕으로 체내에서 합성할 수 있다는 특징이 있습니다. 매일 20~30분 실외 산책을 추천합니다.

111

신경을 튼튼하게 하는
비타민B군이 많이 함유된 식품

척추관협착증은 협착으로 인해 신경이 손상을 입어 하반신에 통증 및 저림 증상이 발생합니다. 그렇기 때문에 척추관협착증 환자에게는 신경 장애를 회복시키는 영양소 비타민B_{12}의 섭취를 권장합니다. 비타민B_{12}에는 적혈구의 생성을 돕고 말초신경을 복구하는 기능이 있다고 알려져 있습니다. 비타민B_{12}를 다량으로 함유한 대표적인 식품은 재첩, 바지락, 피조개, 가리비, 굴과 같은 조개류입니다. 이 밖에도 정어리·꽁치와 같은 어류, 소·닭·돼지의 간, 우유와 치즈 같은 유제품에도 풍부하게 들어 있습니다.

신경 장애의 회복이 주목적이라면 같은 비타민B군인 엽산도 함께 섭취하면 좋습니다. 엽산은 소·닭·돼지의 간이나 치즈에 다량 함유되어 있으며, 그 밖에 몰로키아, 파슬리, 시금치, 브로콜리 같은 녹황색 채소에서도 섭취할 수 있습니다.

비타민B_{12}와 엽산을 함께 보충하면 비타민B_{12}만 섭취했을 때보다 신경 장애의 회복이 두 배 정도 빨라진다는 연구 보고가 있습니다.

112

왜 비타민C를
섭취해야 하는가?

척추관협착증의 발병은 추간판의 상태와 깊은 연관이 있습니다. 추간판의 탄력성이 떨어지면 추골과 추골이 서로 부딪혀 골극(튀어나온 뼈)이 형성되기 쉽고 이것이 원인이 되어 척추관을 좁혀 신경을 압박하게 됩니다.

추간판의 변성은 주로 노화로 인한 현상인데, 이러한 노화를 앞당기는 주된 요인이 바로 흡연입니다. 담배를 피우면 체내의 비타민C가 크게 줄어듭니다. 추간판의 주성분인 콜라겐은 체내에서 합성되는데 이때 반드시 필요한 영양소가 비타민C입니다. 또한 혈류를 악화시키고 근육과 인대를 경직시키는 니코틴의 해로움도 간과할 수 없습니다. 척추관협착증으로 만성 요통이나 다리 저림을 겪는 사람 중에 흡연 습관이 있는 사람은 우선 금연부터 해야 합니다.

그와 동시에 비타민C도 적극적으로 섭취해야 합니다. 비타민C는 레몬이나 딸기 등의 과일, 파슬리나 브로콜리 등의 채소에 풍부하게 들어 있습니다. 시판용 비타민C를 먹는 것도 좋습니다.

113

단백질은
어느 정도 섭취해야 할까?

만성 요통에 시달리는 사람은 뼈를 지탱하는 근육에도 신경 써야 합니다. 근육량을 늘리고 근력을 키우는 주재료는 단백질입니다. 근육은 40대부터 해마다 0.5~1%씩 감소한다고 알려져 있기 때문에 근육의 감소를 예방하려면 매일 식사로 단백질을 보충해야 합니다. 일본 후생노동성에서는 성인 남성은 1일 60g, 성인 여성은 1일 50g의 단백질을 섭취하도록 권장하고 있습니다.[우리나라의 단백질 1일 권장섭취량은 성인 남성 50~55g, 성인 여성 45~50g입니다.]

'아미노산 스코어'란 식품에 함유된 아미노산의 균형을 나타내는 지표를 말합니다. 최고치가 100으로, 수치가 높을수록 각종 아미노산을 함유한 양질의 단백질이라는 것을 의미합니다.

참고로, 콩, 달걀, 우유, 쇠고기, 돼지고기, 닭고기, 어류의 아미노산 스코어는 100입니다. 양질의 단백질을 충분히 보충하려면 다양한 식품을 균형 있게 섭취하는 것이 좋습니다. 식후에 우유 한 잔을 마시거나 디저트로 요구르트 등의 유제품을 먹으면 1일 단백질 섭취량을 충분히 섭취하는 셈입니다.

114

연골 성분 외에
어떤 영양소가 효과적인가?

섭취한 영양소가 체내에서 뼈와 연골을 구성하고 혈류를 개선하는 등 제 역할을 하게 하려면 장내 환경을 조성해 두어야 합니다. 그래서 요즘 주목받고 있는 것이 '장내세균총'입니다. 장내에 이러한 유익균을 늘리면 영양소의 소화와 흡수를 크게 높일 수 있습니다.

유익균을 증가시키려면 유산균, 올리고당, 식물섬유 등을 포함한 식품을 섭취해야 합니다. 유익균의 대표 유산균에는 장내의 비피더스균을 늘리는 기능이 있고, 요구르트, 김치, 쌀겨 절임 등의 발효식품에 많이 함유되어 있습니다. 또 비피더스균의 먹이가 되는 올리고당은 벌꿀, 바나나, 양파 등에 많이 들어 있습니다.

식이섬유에는 대변량을 늘려 연동 운동(내용물을 내보내는 작용)을 촉진하고 변비를 예방해 장내 환경을 정돈하는 기능이 있습니다. 콩, 고구마, 뿌리채소류, 버섯과 같은 대변의 부피를 늘려주는 불용성 식이섬유 외에도 해초 등의 수용성 식이섬유를 섭취하면 배변 활동이 원활해집니다.

115

영양제를
먹는 것이 좋을까?

영양제의 복용이 척추관협착증을 개선한다는 명확한 증거(과학적 근거)가 있는 것은 아니지만, 식사로만 필요한 영양소를 전부 섭취하기 어렵다면 영양제를 적극 활용하는 것도 필요합니다.

예를 들어 요즘 주목받는 프로테오글리칸은 보수성保水性이 뛰어나 연골의 완충 작용을 강화합니다. 또한 염증을 억제하는 작용도 있어서 척추관협착증의 통증이 가벼워졌다는 사람도 있습니다. 콜라겐은 피부, 인대, 힘줄, 뼈, 연골 등을 구성하는 경단백질로 피부의 탄력을 유지하는 미용 효과도 있습니다.

연골에 탄력을 주는 콘드로이틴은 점액 다당류의 하나로 뼈의 성장을 돕는 역할을 합니다. 마찬가지로 점액 다당류의 한 종류인 히알루론산은 높은 보습 효과로 관절액과 연골의 수분을 유지하는 작용이 뛰어납니다. 이 밖에도 장내 환경을 조성하는 유산균, 혈류 촉진 및 염증 억제에 뛰어난 플라센타(태반추출물) 등을 활용한 영양보조제도 있습니다. 각각의 영양보조제를 먹어보고 자신에게 맞는 것을 활용하면 좋겠습니다.

116

당질은 척추관협착증을
어떻게 악화시키는가?

콜라겐과 엘라스틴은 근육, 인대, 연골, 뼈에 다량 존재하고, 섬세하고 강하며 부드러운 관절운동을 가능하게 합니다. 그런데 당질을 장기간 섭취하면 체내의 당화가 진행되어 AGE(종말당화산물)라는 안 좋은 물질이 생성 및 축적되어 전신의 노화를 앞당깁니다. 구체적으로는 근육과 힘줄, 인대가 딱딱해지고 연골도 유연성을 잃게 되어 척추의 추간판이 손상되기 쉬워집니다.

더구나 당화로 인해 뼈의 콜라겐이 손상되면 뼈 조직의 강도가 저하되는 골다공증이 생겨 허리뼈가 변형되면서 척추관협착증을 일으키는 원인이 됩니다. 반대로 전신의 당화를 억제할 수만 있다면 관절의 기능을 회복하고 통증이나 저림 증상을 예방, 개선하는 효과를 기대할 수도 있습니다.

당질이 많이 함유된 식품은 밥, 빵, 면류 등의 주식입니다. 만성 요통이나 다리 저림으로 고민이라면 탄수화물 위주로 식사하는 것보다는 고기, 생선, 녹색 채소가 중심인 식단으로 바꾸는 것이 좋습니다.

9장 　증상별로 다른 대처가
필요하다

117

보행 거리를 늘리는 데
도움이 되는 운동

보행 중 하반신이 저리거나 당기는 듯한 통증으로 더 이상 걸을 수 없는 상태가 '간헐파행'입니다. 척추관협착증 환자는 간헐파행이 발생했을 때 몸을 숙이고 잠깐 쉬면 다시 걸을 수 있지만, 걷다 보면 다시 통증이나 저림 증상이 나타나기 때문에 조금씩 나눠 걸을 수밖에 없습니다.

간헐파행을 예방하는 방법으로 '인사하며 천골(척추의 아래 끝부분에 있는 이등변삼각형의 뼈) 문지르기' 운동이 좋습니다. 몸을 앞으로 숙이면 아프고 저린 증상이 완화되는 이유는 척추관이 넓어지면서 신경이 덜 압박되기 때문입니다.

보행 중 통증이나 저림 증상이 나타날 조짐이 보이면 재빨리 멈춰 서서 아픈 쪽 다리를 뒤로 당깁니다. 그러고 나서 인사하듯 허리를 구부리고 2~3초 정지합니다. 이때 천골[엉치뼈]에서 튀어나온 부위를 아래쪽을 향해 부드럽게 문지릅니다. 그렇게 천골을 가볍게 눌러 내리면 척추관이 더 넓어지기 때문입니다. 간헐파행 증세를 빠르게 회복하고 한 번에 걸을 수 있는 보행 거리를 늘리

고 싶으면, 걷기 전이나 산책 도중에 인사하며 천골 문지르기를
하면 큰 도움이 됩니다.

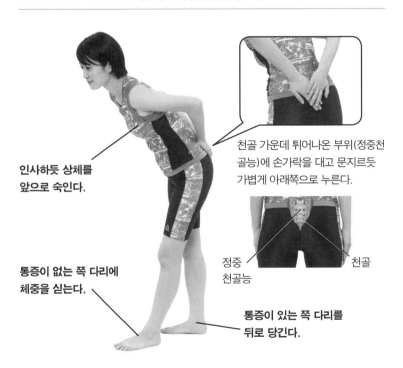

인사하며 천골 문지르기

**인사하듯 상체를
앞으로 숙인다.**

천골 가운데 튀어나온 부위(정중천
골능)에 손가락을 대고 문지르듯
가볍게 아래쪽으로 누른다.

**통증이 없는 쪽 다리에
체중을 싣는다.**

정중
천골능

천골

**통증이 있는 쪽 다리를
뒤로 당긴다.**

① 통증이 있는 쪽 다리를 뒤로 당기고 선다.
② 양손을 등 뒤로 돌려 손끝을 포개어 엉덩이 윗부분에 있는 천골의 돌출 부위에
댄다.
③ 인사하듯 상체를 앞으로 깊게 숙이고 허리를 굽히면서 천골의 튀어나온 부분을
아래쪽으로 부드럽게 문지르며 가볍게 눌러 내린다.

○ 이 동작을 5회씩 3회 반복한다. 이렇게 1세트를 아침, 점심, 저녁으로 한다.
○ 걷기 전이나 산책 도중에 하면, 보행 거리를 늘리는 데 도움이 된다.

118

'간헐파행' 증상에서
빨리 벗어나는 방법

  간헐파행으로 고민하는 척추관협착증 환자에게는 척추와 허리를 효율적으로 늘릴 수 있는 '와식 스타일' 운동을 추천합니다.

  '와식 스타일'은 재래식 화변기에서 볼일을 볼 때처럼 머리를 조금 내밀어 양다리를 벌리고 앉는 일명 '쪼그려 앉는 자세'로, 바른 자세라고는 할 수 없습니다. 그러나 쪼그려 앉는 자세를 취하면 앞으로 나온 머리 무게 탓에 허리가 위아래로 당겨지면서 허리의 뼈와 뼈 사이(추간)가 넓어지고 인대가 상하로 늘어나 두꺼워진 부분이 가늘어지는 효과가 있습니다. 이로 인해 척추관이 넓어지고 하반신 통증이나 저림 증상이 놀랍도록 가벼워집니다.

  또 쪼그려 앉으면 머리부터 허리까지 연결하고 척추를 양옆에서 지지하는 척추기립근도 충분히 늘어나기 때문에 척추관 협착이 느슨해질 뿐만 아니라 허리 주변을 덮는 근육의 긴장이 풀리고 신경과 혈관도 덜 압박되어 증상이 완화되는 효과가 있습니다. 실제로 와식 스타일은 많은 환자에게서 '간단하고 꾸준히 하기 쉽다'는 호평을 받고 있습니다.

① 양발을 어깨너비로 벌리고 서서 무릎과 고관절을 완전히 굽히고 엉덩이를 아래로 내려 쭈그려 앉는다. 이때 허벅지 뒤쪽과 종아리는 완전히 서로 닿게 한다. 그리고 나서 허리와 척추를 늘이듯 머리를 조금 앞으로 내밀고 상체를 숙인다. 허리뼈가 굽어지고 허리와 척추가 쭉 늘어나는 것을 느끼면서 10초간 유지한다.

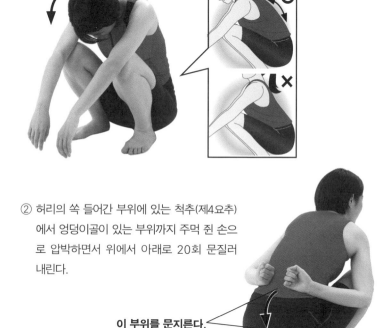

② 허리의 쏙 들어간 부위에 있는 척추(제4요추)에서 엉덩이골이 있는 부위까지 주먹 쥔 손으로 압박하면서 위에서 아래로 20회 문질러 내린다.

이 부위를 문지른다.

○ ①~②를 1세트로, 하루 5세트 실시한다. 간헐파행 증세로 잠시 쉴 때도 이 운동을 하면 효과적이다.

119

'허리 통증'을 완화하는 운동

허리 통증이나 다리 저림으로 불편하긴 해도 일상생활에 큰 지장이 없다면 과도한 휴식은 금물입니다. 이는 오히려 증상을 악화시키기 때문입니다. 몸을 움직이지 않으면 근육이 약해져 요추를 지탱하는 힘이 없어집니다. 그러면 체중이 허리에 집중되어 척추관협착증의 진행 속도를 빨라지게 합니다. 가능한 범위 내에서 일상 동작을 유지하는 것이 회복을 앞당기는 지름길입니다.

허리 통증을 일으키지 않으면서 집안일 등 일상 동작을 편하게 할 수 있는 운동으로 '네발 기기 체조'를 추천합니다. 이 체조는 척추와 골반을 지지하는 장요근과 척추기립근, 대전근이라는 근육을 무리 없이 단련할 수 있고, 노인이나 중증 환자에게도 효과적이며 특히 허리 통증 완화에 도움이 됩니다.

그러나 네발 기기 체조에서 배와 허리를 아래위로 움직일 때는 절대로 무리해서는 안 됩니다. 갑자기 강한 힘을 주지 말고 몸의 힘을 빼고 천천히 허리를 움직입니다. 네발 기기 체조는 꾸준히 하는 것이 중요합니다. 익숙해질 때까지 무리하게 하루 목표량을 정하지 말고 자신의 상황에 맞춰 매일 꾸준히 하는 것이 좋습니다.

네발 기기 체조

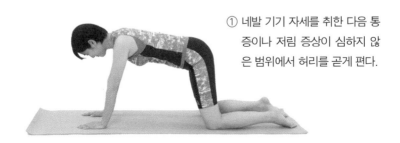

① 네발 기기 자세를 취한 다음 통증이나 저림 증상이 심하지 않은 범위에서 허리를 곧게 편다.

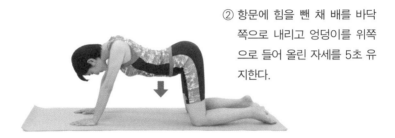

② 항문에 힘을 뺀 채 배를 바닥쪽으로 내리고 엉덩이를 위쪽으로 들어 올린 자세를 5초 유지한다.

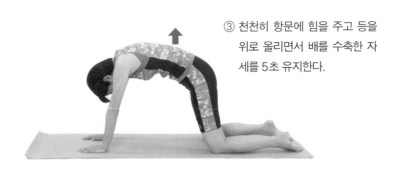

③ 천천히 항문에 힘을 주고 등을 위로 올리면서 배를 수축한 자세를 5초 유지한다.

○ ①~③을 1세트로, 아침, 점심, 저녁에 10세트씩 실시한다.

120

'엉덩이 통증'을 완화하는 운동

　환자 중에는 허리부터 엉덩이, 허벅지에 걸친 둔부 통증으로
고민하는 환자가 적지 않습니다. 척추관협착증 환자는 구부정한
자세를 취하기 쉬운데, 앞으로 기운 상체를 지탱하기 위해 둔부와
허벅지 뒤쪽 근육에 계속 큰 부하가 걸려 둔탁한 통증이 나타납
니다. 그러나 둔부 쪽 통증을 방치하면 둔부나 허벅지 근육이 점
점 약해져 자세가 더욱 안 좋아지게 됩니다.

　이러한 둔부 통증을 개선하려면 '한쪽 무릎 안기' 운동이 효과
적입니다. 이 운동을 할 때 주의할 점은 허리를 굽히지 않는 것입
니다. 등을 바닥에 붙인 채 움직이지 않고 골반을 중심축으로 고
관절을 회전시키듯 무릎 뒤쪽을 잡고 끌어당기는 것이 핵심입니
다. 처음에는 무릎 뒤쪽을 끌어당기는 시간이나 횟수에 구애받지
않고 몸에 무리가 되지 않는 선에서 천천히 실시합니다.

　'한쪽 무릎 안기'는 의자에 앉아서도 할 수 있습니다. 의자에 앉
아 양손으로 한쪽 무릎 뒤를 잡고 가슴으로 끌어당깁니다. 앉아서
하는 방법은 외출해서 누울 수 없는 경우에 사용하면 좋습니다.

① 바닥에 똑바로 누워 양 무릎을 구부려 세우고
  양발바닥과 양팔을 바닥에 붙인다.

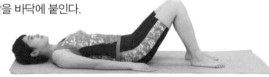

② 양손으로 한쪽 무릎 뒤를 안아 천천히 가슴 쪽으로
  끌어당긴다. 이 자세를 20초 유지한다.

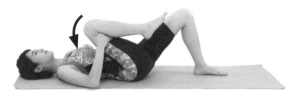

③ 양손으로 안은 무릎을 천천히 풀고
  10초 유지한다.

○ ①~③을 3회 반복한 뒤 반대쪽 다리도 같은 방법으로 3회 반복한다. 여기까지를 1
  세트로 아침, 점심, 저녁에 1세트씩 실시한다.

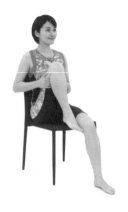

앉아서 하는 한쪽 무릎 앉기

의자에 앉아서 양손으로 한쪽 무릎 뒤를 잡고 천
천히 가슴 쪽으로 끌어당긴다. 허리를 곧게 유지
하며 상체를 앞으로 숙이지 않도록 주의한다.

○ 누울 수 없는 경우에 실시하면 좋다.

121

'허벅지 통증'을 완화하는 운동

　구부정한 자세를 취하게 되는 척추관협착증 환자 중에는 허벅지의 통증이나 저림을 호소하는 사람도 매우 많습니다. 구부정한 자세에서 신체 균형을 잡기 위해 허벅지의 근육과 인대가 계속 긴장 상태로 경직되어 있기 때문입니다. 경직된 허벅지의 근육과 인대를 풀고 구부정한 자세 습관을 고치는 방법으로 '3면 인사'라는 운동이 도움이 됩니다.

　3면 인사란 의자에 앉아 앞쪽, 오른쪽 대각선, 왼쪽 대각선의 세 방향으로 인사를 반복하고 상체를 일으킬 때는 통증이나 저림이 나타나지 않는 중립 자세까지 허리를 늘립니다.

　이러한 동작을 반복하면 허리뼈가 움직이는 범위가 넓어지면서 동시에 척추관에서의 신경 압박도 느슨해집니다. 동시에 복근과 등 근육, 엉덩이와 허벅지 근육도 골고루 늘릴 수 있습니다. 이 스트레칭의 효과로 근육과 인대가 유연해지면, 허벅지의 통증이나 저림 증상도 완화될 것입니다.

① 의자에 앉아 양발을 어깨너비로 벌리고 중립 자세를 취한 다음 턱은 가볍게 끌어당긴다.

② 숨을 내쉬면서 인사하듯 천천히 상체를 앞으로 숙여 허리를 굽힌다. 3초 유지하고 다시 ①로 돌아와 3초 유지한다.

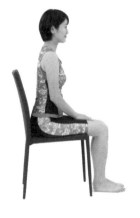

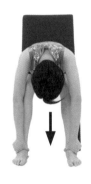

③ 숨을 내쉬면서 상체를 오른쪽 대각선 45도 방향으로 천천히 숙이면서 허리를 굽힌다. 3초 유지하고 다시 ①로 돌아와 3초 유지한다.

④ 숨을 내쉬면서 상체를 왼쪽 대각선 45도 방향으로 천천히 숙이면서 허리를 굽힌다. 3초 유지하고 다시 ①로 돌아와 3초 유지한다.

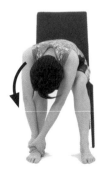

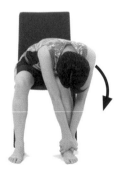

○ ②~④를 5회 반복하는 것을 1세트로, 아침, 점심, 저녁에 1세트씩 실시한다.

122

'종아리 통증'을 완화하는 운동

척추관협착증으로 자주 종아리가 아프고 저리거나 쥐가 나는 사람은 대부분 종아리 근육이 경직되어 있습니다. '제2의 심장'이라고 불리는 종아리는 비복근과 가자미근이라는 근육이 수축과 이완을 반복하며 펌프작용을 해 하반신의 혈액을 심장으로 밀어 올리는 혈액 순환의 핵심 기능을 합니다. 종아리 근육이 경직되면 이러한 펌프작용이 약해져 요추에서 혈류가 부족해집니다. 그 결과 척추관을 지나는 신경이 약해져 아프거나 저린 증상을 느끼는 것입니다.

경직된 종아리의 근육을 푸는 운동으로는 '푸시 오프'와 '발끝 세우기'가 효과적입니다. 푸시 오프란 뭉친 근육을 손가락으로 3~4초 지그시 눌렀다가(푸시) 확 떼는(오프) 지압법입니다. 통증이 있는 종아리 전체를 손가락 면으로 골고루 지압하는 것이 좋습니다. 10회 지압을 1세트로 하여 하루에 여러 번 실시합니다. 발끝 세우기 방법은 오른쪽 그림을 참고합니다. 종아리의 통증 및 저림 증상 감소와 근육 경련 예방에 도움이 될 것입니다.

발끝 세우기 운동

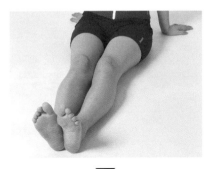

① 편안한 상태로 바닥에 양손을 몸 뒤쪽에 놓고 다리를 곧게 뻗고 앉는다.

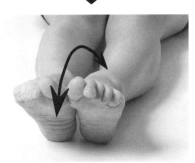

② ①에서 그대로 숨을 내쉬면서 발끝을 앞쪽으로 쭉 내밀고 숨을 들이마시면서 발끝과 바닥이 수직이 되게 세운다. 이 동작을 10회 반복한다.

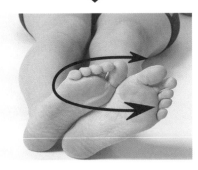

③ ②가 끝나면 양쪽 발끝을 시계방향으로 천천히 10회 돌린다. 그다음 반시계방향으로도 10회 돌린다.

○ ①~③의 동작을 1세트로, 아침, 점심, 저녁에 1세트씩 실시한다.

9장 증상별로 다른 대처가 필요하다　　**189**

123

다리에 쥐가 나지 않도록
예방하는 운동

만성 요통으로 고민인 사람은 대부분 무릎 뒤가 경직되어 있습니다. 이는 척추관협착증 환자에게서 많이 보이는 특징입니다. 이렇게 무릎 뒤가 경직되어 있는 환자에게는 '허벅지 늘이기 자세'가 효과적입니다.

이 동작은 허벅지 뒤쪽 햄스트링 근육과 종아리의 장딴지 근육을 늘이는 자세입니다. 실제로 무릎 뒤쪽의 경직이 완화되어 하지의 통증이나 저림 증상이 경감되는 환자가 많았기에 셀프케어 운동으로 추천합니다. 또 이 동작은 척추관협착증 환자에게 많이 발생하는 쥐가 나는 현상도 예방할 수 있습니다.

허벅지 늘이기 자세는 의자나 계단 등에 한쪽 다리를 올리고 상체를 전방으로 내밀어 반대쪽 종아리와 허벅지 뒤쪽을 완전히 늘입니다. 증상이 심한 쪽 다리만 하면 몸의 균형이 무너지기 때문에 반드시 좌우 10회씩 번갈아 실시합니다.

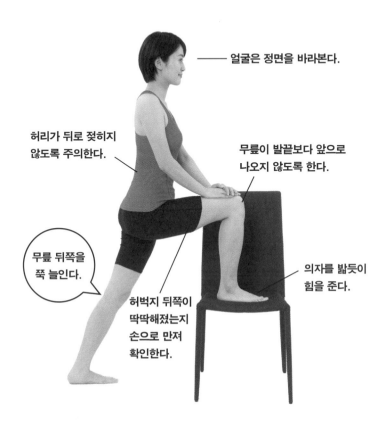

얼굴은 정면을 바라본다.

허리가 뒤로 젖히지
않도록 주의한다.

무릎이 발끝보다 앞으로
나오지 않도록 한다.

무릎 뒤쪽을
쭉 늘인다.

허벅지 뒤쪽이
딱딱해졌는지
손으로 만져
확인한다.

의자를 밟듯이
힘을 준다.

① 낮은 의자에 한쪽 발은 올리고 양손은 허벅지 위에 둔다.
② 상체를 전방으로 내밀면서 후방에 있는 다리의 무릎 뒤를 쭉 늘인다. 의자에 올린 발로 의자를 밟듯이 힘을 주는 것이 포인트다.

○ 상체를 내밀고 무릎을 늘여 7초 유지하는 동작을 양쪽 다리 모두 10회씩 한다. 이를 1세트로, 아침, 점심, 저녁, 1일 3세트 실시한다.

124

'발바닥의 감각 이상'을
완화하는 마사지

발바닥의 저림이나 감각 이상으로 고민인 사람에게는 '발가락 넓히기'라는 마사지법을 추천합니다.

발가락 넓히기에서는 ① 처음에 발바닥을 꼼꼼히 지압(푸시 오프)해 경직된 발바닥의 근육과 인대를 풀어줍니다. 푸시 오프란 손가락으로 발바닥을 꾹 누른 다음 확 떼는 간단한 마사지법입니다. 부위를 조금씩 옮기면서 발바닥 전체를 지압합니다.

푸시 오프로 발바닥을 풀어준 다음 ② 발가락을 잡고 위아래로 움직입니다. ③ 발가락을 돌리고 발끝과 발뒤꿈치를 드는 순서로 발가락을 충분히 움직입니다. 발목부터 그 아래까지 부드러워졌으면 이제 발가락 넓히기를 시작합니다. ④ 손가락을 발가락에 끼웁니다. ⑤ 발가락을 손가락으로 잡고 발가락 사이를 벌려 발가락을 자극합니다. ⑥ 마지막으로 발뒤꿈치도 잘 풀어줍니다.

이렇게 발가락 넓히기 마사지를 꾸준히 하면 발바닥의 저림이나 감각 이상이 개선되는 동시에 발의 변형도 바로잡아 신체의 균형이 좋아지고 허리에 걸리는 부담이 줄어들어 전반적으로 척추관협착증의 증상이 완화됩니다.

발가락 넓히기

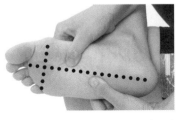

① 엄지손가락으로 발바닥의 세로와 가로를 1분 동안 전체적으로 지압한다.

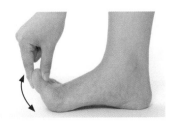

② 발가락을 잡고 위아래로 움직인다.

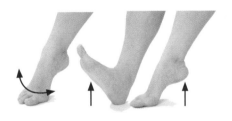

③ 의자에 앉아 발가락을 돌리고 발끝과 발뒤꿈치를 들어 올린다.

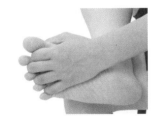

④ 발가락 사이에 손가락을 넣어 1분 동안 악수하듯이 앞뒤로 움직인다.

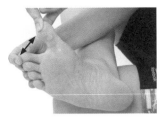

⑤ 손으로 발가락을 벌린다. 이 동작을 1분 동안 실시한다.

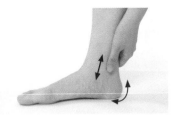

⑥ 뒤꿈치를 손으로 잡고 상하좌우로 1분 동안 가볍게 마사지한다.

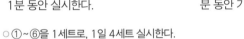

○ ①~⑥을 1세트로, 1일 4세트 실시한다.

125

엉덩이와 다리 저림
완화 마사지

척추관협착증 환자 가운데 하반신 통증이나 저림 증상을 호소하는 사람의 90% 이상이 넷째 발가락이 굽었거나 오그라들어 있습니다. 그중에서도 넷째 발가락이 가운뎃발가락 아래로 들어가 있는 사람이 상당수입니다. 이런 증상에는 '넷째 발가락 당기기' 운동을 추천합니다. 이 운동은 하는 즉시 효과가 나타나기 때문에 그 자리에서 통증이나 저림 증상이 줄었다고 기뻐하는 환자들이 적지 않습니다. 환자의 상태에 따라서 다르지만 보통 1주일 정도 했을 때 증상이 호전되었던 사람이 많았습니다.

넷째 발가락 당기기는 넷째 발가락과 그 주변 조직뿐만 아니라 정강이에서 허벅지까지 뼈에 붙어 있는 굳은 근육도 충분히 풀어줌으로써 척추관협착증으로 인한 통증 및 저림 증상을 개선합니다. 근육을 풀어줄 때는 근육을 주무르는 것이 아

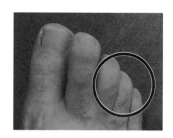

하반신 통증이나 저림 증상을 호소하는 사람은 넷째 발가락이 변형되어 굽거나 오그라들어 가운뎃발가락 아래로 들어가 있는 경우가 많다.

니라 뼈에서 근육을 잡아뗀다는 느낌으로 하는 것이 핵심입니다.

넷째 발가락 당기기 운동

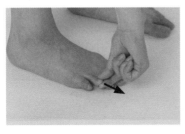

① 굽은 오른쪽 넷째 발가락 끝을 손가락으로 잡고 앞으로 당겨 늘인다. 이 동작을 10회 반복한다.

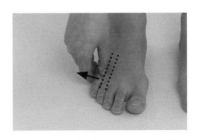

② 넷째 발가락 윗부분에 있는 줄기 모양의 힘줄 끝에 엄지손가락을 세워 뼈에서 떼어내듯 옆으로 당긴다. 발가락 끝에서 시작해 점점 발목 쪽으로 밀면서 움직인다.

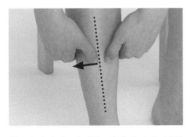

③ 정강이뼈 바깥쪽 가장자리에 양쪽 엄지손가락을 세우고 뼈에서 근육을 떼어내듯 바깥쪽으로 당긴다. 복사뼈 조금 위로 1cm씩 밀면서 무릎 아래까지 실시한다.

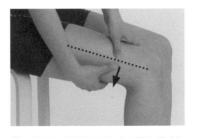

④ 허벅지 바깥쪽 근육에 양쪽 엄지손가락을 세워서 허벅지 뼈에서 근육을 떼어내듯 오른손 엄지손가락을 바깥쪽 아래 방향으로 당긴다. 무릎 조금 아래에서 시작해 1cm씩 조금씩 밀면서 사타구니 근처까지 한다.

○ 왼쪽 다리도 같은 방법으로 실시한다. ①~④를 양다리에 시행하는 것을 1세트로, 1일 3세트 이상 실시한다. 횟수 제한은 없고 보통 1주일 정도 하면 증상이 완화된다.

126

요실금을 개선하는 운동

척추관협착증에 따른 빈뇨, 요실금, 변비 등의 배뇨 및 배변 장애는 척추관 속을 지나는 마미가 압박되어 발생합니다. 배뇨 및 배변 장애가 나타나면 즉시 수술을 고려해야 하지만, 수술 후에도 소변이 새거나 사타구니가 불편한 사람도 적지 않습니다.

이러한 사람에게는 마미의 압박 외에도 다른 원인이 있다고 생각되는데, 그중 한 가지가 골반기저근의 약화입니다. 골반기저근이란 골반 바닥을 감싸고 있는 근육으로 장과 방광, 자궁 등을 지탱하고 수축과 이완으로 배설을 조절합니다. 그 때문에 골반기저근이 약해져 느슨해지면 실금과 변비가 생기기 쉬워지는 것입니다.

배뇨 및 배변 장애가 있는 사람에게는 골반기저근을 강화하는 '엉덩이 조이기' 운동을 추천합니다. 숨을 깊게 들이마신 후에 항문을 조이고, 항문에서 힘을 뺄 때 숨을 내쉬는 것이 핵심입니다. 서서 할 때는 넘어지지 않도록 의자 등받이나 벽에 손을 짚고 합니다. 서서 하기 힘든 사람은 수건을 도넛 모양으로 말아 의자에 놓고 그 위에 앉아서 하면 좋습니다.

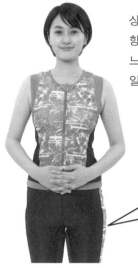

상체를 중립 자세까지 일으켜 배에 깍지 낀 손을 얹고 항문을 조였다 풀었다 한다. 항문을 5초간 조였다가 느슨하게 푸는 것을 5회 반복하는 것이 1세트로, 매일 아침, 점심, 저녁, 취침 전에 1세트씩 실시한다.

항문을 꽉 조였다가 푼다.

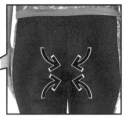

숨을 깊게 들이마신 후에 항문을 조이고 항문을 풀 때 숨을 내쉰다.

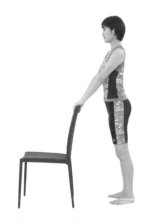

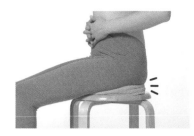

고령자가 하는 경우
고령자는 균형을 못 잡아 넘어질 수 있으므로 의자의 등받이를 잡거나 벽에 손을 짚고 하는 것이 좋다.

앉아서 하는 경우
서서 하기 힘든 사람은 수건을 도넛 모양으로 말아 의자에 놓고 그 위에 앉아서 하면 편하게 할 수 있다.

127

발가락에 힘이 빠져 잘 안 움직일 때 즉시 움직임이 편해지는 비법

척추관협착증 환자 중에는 '발가락에 힘이 들어가지 않는다', '발끝을 들 수 없어 잘 넘어진다'와 같이 발가락의 탈력 증상을 호소하는 사람이 많습니다. 하지만 이런 사람도 엄지발가락의 움직임이 편해지는 비법이 바로 '발목 고무줄 감기'입니다.

'발목 고무줄 감기'는 발목에 고무줄을 숫자 8 모양으로 감기만 하면 됩니다. 이렇게 하면 고무줄이 수축하는 힘으로 엄지발가락을 들기 쉬워져 걸을 때 안정성이 높아집니다. 실제로 발목 고무줄과 같은 원리의 발목 스트랩이라는 도구가 산악인 사이에서 널리 사용되고 있습니다. 발목 고무줄은 외출 시에 사용하면 좋습니다. 집에서는 풀고 있되 고무줄을 착용했을 때의 엄지발가락 움직임을 의식하면서 생활하면 좋습니다.

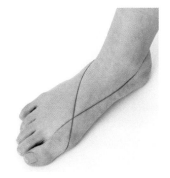

발목에 감은 고무줄을 8자 모양으로 만들어 엄지 발등 쪽부터 엄지 발가락에 걸친다.

128

발에 걸려 자주 넘어지는 사람에게
추천하는 비법

　발바닥에 저림 증상 등 감각 이상이 발생하면 휘청거리며 넘어질 위험이 큽니다. 평소 잘 휘청거리고 비틀거리는 사람에게는 137쪽에서 소개한 '발바닥 전체로 걷기'를 추천합니다. 발바닥 전체 걷기는 발끝과 발뒤꿈치를 동시에 지면에 닿게 하여 발바닥 전체로 착지하는 방식입니다. 사람의 발바닥은 모지구(엄지발가락 뿌리 부분), 소지구(새끼발가락 뿌리 부분), 발뒤꿈치의 3점에서 지지하고 있으므로 발바닥 전체로 착지하면 보행 시 안정감이 증가합니다.

　발에 걸려 넘어지는 것을 방지하려면 발가락이 잘 움직이는 것이 중요하므로 발가락 양말을 신는 것이 좋습니다. 발끝이 자연스레 올라가 잘 넘어지지 않도록 설계된 양말이나 신발도 다양하게 판매되고 있으므로 이를 활용하는 것도 좋은 방법입니다.

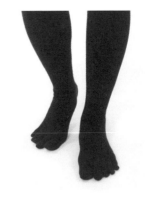

각 발가락의 움직임이 자유로운 발가락 양말을 추천한다.

129

척추관협착증에
효과 있는 혈자리

척추관협착증은 아주 복잡한 질환이라고 할 수 있습니다. 그렇기 때문에 표준적인 치료만으로는 좀처럼 극복하기 어려운 경우가 많은 것 같습니다. 이럴 때는 서양의학 치료 외에 환자의 자연치유력을 끌어내는 동양의학의 한약이나 침구 치료도 병행해 치료하기도 합니다. 그 결과 '척추관협착증으로 인한 통증이나 저림에 스스로 대처하게 되었다', '고통스러운 증세가 한결 좋아졌다' '약물의 부작용에서 벗어났다'며 기뻐하는 사람들이 꽤 많습니다.

한의원에서 전문적인 침구사의 치료를 받는 것이 가장 좋지만, 환자 스스로 혈자리를 지압하거나 쌀알을 붙여 경락을 자극해도 통증과 저림 증상이 완화되는 효과를 얻을 수 있습니다. 척추관협착증에는 주로 다음 표에 나타난 방광계에 속하는 일곱 곳의 경혈을 자극합니다. 그림에 표시된 부위를 손끝으로 지압했을 때 아프면서도 시원한 감각이 드는 곳이 경혈입니다. 직접 혈자리를 찾아 지압해보고 그 효과를 체험해보길 바랍니다.

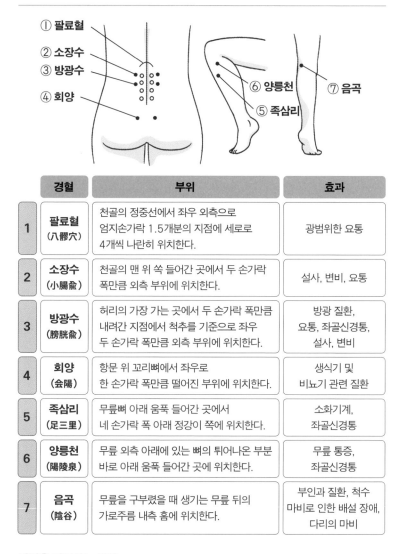

	경혈	부위	효과
1	팔료혈 (八髎穴)	천골의 정중선에서 좌우 외측으로 엄지손가락 1.5개분의 지점에 세로로 4개씩 나란히 위치한다.	광범위한 요통
2	소장수 (小腸兪)	천골의 맨 위 쏙 들어간 곳에서 두 손가락 폭만큼 외측 부위에 위치한다.	설사, 변비, 요통
3	방광수 (膀胱兪)	허리의 가장 가는 곳에서 두 손가락 폭만큼 내려간 지점에서 척추를 기준으로 좌우 두 손가락 폭만큼 외측 부위에 위치한다.	방광 질환, 요통, 좌골신경통, 설사, 변비
4	회양 (会陽)	항문 위 꼬리뼈에서 좌우로 한 손가락 폭만큼 떨어진 부위에 위치한다.	생식기 및 비뇨기 관련 질환
5	족삼리 (足三里)	무릎뼈 아래 움푹 들어간 곳에서 네 손가락 폭 아래 정강이 쪽에 위치한다.	소화기계, 좌골신경통
6	양릉천 (陽陵泉)	무릎 외측 아래에 있는 뼈의 튀어나온 부분 바로 아래 움푹 들어간 곳에 위치한다.	무릎 통증, 좌골신경통
7	음곡 (陰谷)	무릎을 구부렸을 때 생기는 무릎 뒤의 가로주름 내측 홈에 위치한다.	부인과 질환, 척수 마비로 인한 배설 장애, 다리의 마비

경혈을 자극하는 방법

환자 스스로 경혈을 지압하거나 경혈에 쌀알을 붙여 자극하면 아프고 저린 증상이
완화되는 효과를 얻을 수 있다.

130

냉증으로 증상이 악화하였을 때
대처하는 방법

척추관협착증으로 인한 하반신 통증 및 저림은 냉증과 혈류 부족이라는 요인이 더해지면 증세가 더욱 악화합니다. 특히 골반 중앙에 있는 천골이 냉하면 증상 악화로 이어지기 쉽습니다. 천골은 하지로 이어지는 신경 밀집 지대이기 때문입니다.

따라서 냉증으로 증상이 악화한다면 핫팩으로 천골 주변을 따뜻하게 하는 '천골 핫팩'을 추천합니다. 핫팩을 사용하면 혈류가 활발해져서 냉증 및 신경 기능도 개선할 수 있습니다. 천골 핫팩은 효과가 아주 빠르기 때문에 두 시간 만에 아프고 저린 증상이 완화되는 경우도 있습니다. 추운 날 외출할 때 천골에 핫팩을 붙이면 간헐 파행도 예방할 수 있습니다.

천골 핫팩 사용 방법

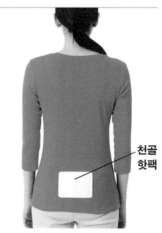

천골
핫팩

천골 주변의 옷 위로 일회용 핫팩을 붙인다. 저온화상을 입기 쉬우므로 잘 때나 장시간 붙이는 것은 피한다.

10장

척추관협착증이면
반드시 수술해야 할까?

131

척추관협착증 수술이
필요한 경우

척추관협착증 환자에게 수술이 필요한지 필요하지 않은지는
다음과 같은 증상이 나타냈을 때를 하나의 기준점으로 보고 판단
합니다.

- 다리에 강한 마비 증세가 있다.(무릎을 쭉 펴지 못하거나 발끝이 축
  처져서 잠을 이룰 수 없다 등)
- 방광과 직장에 이상이 생겨 배뇨 및 배변 장애가 있다.
- 간헐파행으로 10~20m도 걷지 못한다.
- 근력이 눈에 띄게 저하되었다.

이 중에서 기간과 관계없이 곧바로 수술이 필요한 경우는 마미
신경이 손상을 입어 배뇨 및 배변 장애가 있을 때입니다. 이러한
증상은 특별히 유의해야 합니다. 일본정형외과학회에서는 이러
한 증상이 있을 때에는 48시간 이내에 긴급 수술이 필요하다고
명시하고 있습니다. 수술이 늦춰지면 신경 장애가 진행되어 수술

을 받아도 저림이나 요실금 등의 증상이 남을 수 있기 때문입니다. 보존 요법을 3~6개월 동안 지속해도 하지의 통증이나 저림, 간헐파행이 개선되지 않고 영상의학 검사에서도 척추관이 좁아진 것이 뚜렷이 보일 때는 수술이 검토됩니다.

132

80대나 90대 환자도
수술을 받을 수 있을까?

척추관협착증 환자가 수술을 희망하는 경우 단순히 나이가 많다는 이유로 수술을 받지 못하는 일은 거의 없습니다. 최근에는 내시경 수술법 같은, 환자 몸에 부담이 적은 수술법도 개발되어 고령에도 수술받는 사람이 늘고 있습니다.

다만 심폐 기능이 현저히 떨어졌거나 심장병이나 간장병 등 다른 중증의 지병이 있는 사람은 수술로 그 질병이 악화하거나 생명에 지장을 줄 수 있으므로 수술을 받을 수 없는 경우가 많습니다. 전신마취를 견뎌낼 체력이 있는지도 수술 여부에 영향을 미칩니다.

그러나 나이가 많은 사람은 수술 후 척추관의 협착이 제거되어도 신경 장애는 회복되기 어렵다는 문제가 있습니다. 따라서 나이가 많다는 이유로 수술을 포기하기보다 우선 주치의와 충분히 상담하는 것이 좋겠습니다.

133

골다공증이 있는데
척추관협착증 수술을 받을 수 있을까?

골밀도가 떨어져 골다공증이 생기면 골절이 발생하기 쉽습니다. 특히 척추를 구성하는 추체가 납작해지는 압박골절이 발생하기 쉬워지고 척추가 변형되어 척추관 속으로 돌출되는 경우도 있습니다. 그렇게 되면 신경이 압박되어 척추관협착증의 증상인 하반신 통증 및 저림이 나타납니다. 한 개의 추체가 압박골절을 일으키면 그 위아래에 있는 추체에 부하가 걸려 다음 추체도 부러지기 쉽습니다.

척추관협착증의 원인이 골다공증으로 인한 압박골절인 경우에는 먼저 압박골절 치료를 해야 합니다. 급성기라면 허리보호대를 착용하거나 진통제를 복용하는 보존 요법이 시행되며, 보존 요법을 일정 기간 시행했음에도 불구하고 신경 장애 증상이 있다면 수술을 하기도 합니다.

골다공증이 있다고 해서 수술을 받을 수 없는 것은 아닙니다. 골다공증 여부보다 심장과 호흡 기능, 신장 등이 전신마취의 위험을 견딜 수 있을 정도로 신체가 내과적으로 건강한지가 중요합니다.

134

수술을 받았는데도
왜 계속 저릴까?

척추관협착증 수술을 받으면 대부분 하반신의 통증 및 간헐파행은 개선되지만, 저림 증상은 개선되지 않는 경우가 많습니다. 이렇게 저림 증상이 남는 이유로는 신경 손상이 심각하여 신경이 충분히 회복되지 않아서이거나 회복까지 시간이 다소 걸리는 경우를 생각해볼 수 있습니다. 오랫동안 좁아진 척추관 속에서 압박받던 신경이 수술로 압박을 제거한다고 해서 바로 회복되는 것은 아니기 때문입니다.

이런 사태를 방지하려면 수술 전에 의사와 충분히 상담하고 신경 회복이 예상되는 시점에 수술을 받는 것이 중요합니다. 수술 후 남은 저림 증상은 신경 회복을 촉진하는 비타민B_{12} 제제 등을 복용함으로써 대처합니다.

그 밖에 다리의 동맥경화(폐색성 동맥경화증이나 버거병)로 저림이 나타나는 경우를 생각해볼 수 있습니다. 특히 고령 환자 중에는 다리의 동맥경화가 진행되는 사람이 많습니다. 이런 경우 저림 증상을 개선하려면 원인이 되는 질병을 먼저 치료해야 합니다.

135

척추관협착증은
수술을 받으면 완치될까?

척추관협착증 수술은 통증 및 저림 증상을 일으키는 원인인 척추관에서의 신경 압박을 제거할 목적으로 행해집니다. 요추의 퇴행성 변화를 치료하는 것이 아니기 때문에 수술 후 모든 증상이 완전히 사라지지 않는다는 점을 충분히 이해할 필요가 있습니다.

수술을 통해 개선되는 것은 보행 등의 신체 동작이나 자세에 따라 심해지는 하지 통증과 간헐파행입니다. 반면 개선되기 어려운 것은 저림 증상입니다. 압박을 받아 손상된 신경은 수술로 압박이 제거되어도 회복까지 오랜 시간이 걸리기 때문입니다. 안정 시에도 저림 증상이 나타나는 중증 척추관협착증은 수술을 받아도 좋아지지 않을 수 있습니다.

수술을 받으면 신경 압박으로 인한 통증은 사라지지만, 등 근육이나 복근의 쇠약으로 발생하는 증상은 좋아지기 어렵습니다. 아침에 일어났을 때나 일어설 때, 장시간 서 있거나 앉아 있을 때 허리 통증이 등 근육이나 복근의 쇠약으로 나타나는 증상입니다. 증상을 개선하려면 등 근육과 복근의 운동 요법이 필요합니다.

136

수술은 위험하지 않을까?

척추관협착증 수술은 신경을 압박하는 뼈나 인대 등의 조직을 제거하기 위한 수술 부위가 신경과 매우 가까운 곳이라 정밀한 기술이나 풍부한 경험을 요구합니다. 물론 수술의 기본적인 안전성은 확립되어 있지만, 환자마다 증세가 제각각이기 때문에 아무리 수술 경력이 많은 의사라도 100% 성공을 장담할 수는 없습니다. 수술 후 후유증이나 합병증이 발생할 가능성은 항상 있습니다. 대부분의 합병증은 보통 일시적인 것으로 차츰 증세가 가벼워지거나 적절한 조치를 취하면 회복됩니다. 다만 심각한 합병증이 발생하는 경우도 간혹 있습니다. 수술을 지나치게 두려워할 필요는 없지만, 위험성이 따른다는 것만은 반드시 정확하게 이해하는 것이 중요합니다.

그렇더라도 척추관협착증은 소화관 수술 등과 비교하면 신체 손상 정도나 합병증의 빈도가 낮기 때문에 안전한 편입니다. 수술 후 합병증은 특히 당뇨병 환자에게서 많이 보이므로 수술 전에 의사의 지시에 따라 혈당을 낮게 유지하는 것이 중요합니다.

137

수술을 권유받았지만
다른 의사의 의견을 들어봐도 될까?

척추관협착증뿐만 아니라 어떤 질환이라도 여러모로 알아보고 의사와 충분히 상담한 후 치료받는 것이 중요합니다. 담당 의사의 설명을 이해할 수 없고, 더 좋은 치료 방법을 찾고 싶다면 담당 의사 외에 다른 의사를 찾아 의견을 구하는 것도 좋습니다. 그렇다고 주치의에게 미안한 마음을 가질 필요는 없습니다. 의사라면 환자가 충분히 이해한 후에 치료받기를 바라는 마음이 더 클 것이기 때문입니다.

다른 병원에서 다른 의사에게 진료를 받고 싶을 때는 주치의에게 지금까지 받은 진찰 기록 등이 기재된 소견서와 검사 영상 및 데이터 등을 받아서 가지고 가는 것이 좋습니다. 불필요한 검사를 줄일 수도 있으니까요. 환자는 다른 병원에서 제안한 치료를 선택해도 좋고 기존의 치료로 다시 돌아가도 상관없습니다. 그러나 너무 많은 의사를 찾아다니는 것은 바람직하지 않습니다.

138

수술 전 의사에게
무엇을 확인하면 좋을까?

환자 대부분은 수술을 권유받으면 정말 수술을 받아도 되는지 주저합니다. 수술에 대한 막연한 두려움이 엄습하기도 하지만 의사가 전문 용어로 설명해 이해할 수 없다거나 자신의 증상이 어느 정도로 심각한지 몰라 불안하다는 사람도 적지 않습니다. 의사에게서 수술을 권유받으면 '수술 전 확인해야 할 10가지 항목'을 메모해 두었다가 진찰받을 때 확인하는 것이 좋겠습니다.

수술 전 확인해야 할 10가지 사항

① 수술로 원하는 목표와 효과를 얻을 수 있는가
② 이 상태에서 수술을 받지 않으면 어떻게 되는가
③ 수술해도 완치되지 않는 증상이 있는가
④ 수술 방식과 선택 이유
⑤ 구체적인 수술 방법과 부위
⑥ 수술 후에는 어떤 통증이 있는가
⑦ 수술에 따른 위험(합병증)과 그 빈도
⑧ 회복 예후와 회복까지 걸리는 기간, 수술 후 통원 치료 여부
⑨ 마취 방법
⑩ 수술 전후 금지 사항

수술비나 입원비는 의사에게 물어도 모르는 경우가 다반사입니다. 그러므로 비용은 병원의 접수처나 원무과에 문의하고, 입원 시 필요한 소지품이나 가족 면회 시간 등은 간호사에게 확인하는 것이 좋습니다.

139

척추관협착증 수술에는
어떤 것이 있을까?

척추관협착증 수술은 크게 '제압술'과 '고정술' 두 가지로 나뉩니다. 제압술과 고정술에도 각각 여러 가지 방법이 있어 척추관협착의 정도나 주변 뼈 상태에 따라 수술 방식이 달라집니다.

제압술에는 전통적인 절개를 통한 수술, 현미경으로 하는 수술, 내시경으로 하는 수술의 세 종류가 있습니다. 시술자의 기술에 따라 다양한 제압술이 선택되지만 적절하고 충분한 제압이 안전하게 시술되면 어떤 방식의 수술이건 양호한 결과를 얻을 수 있습니다. 중증 척추관협착증 환자 중에 제압술을 받은 환자는 80% 이상이 호전되었다는 보고가 있습니다.

현대의 제압술은 뼈를 깎는 범위를 최소화하는 '부분추궁절제술(개창술)'이나 '추궁절제술'이 시행됩니다. 제압술은 협착의 원인이 되는 추궁에서 압박과 관련된 부분의 뼈와 황색인대를 제거하고 최대한 추궁을 보존하는 것입니다. 이는 환자에게 비교적 부담이 적은 방법으로 다음 날 보행이 가능합니다. 입원 기간은 수술 방식이나 의료 기관에 따라 다르지만 보통 일주일 정도입니다.

'고정술'은 제압술을 시행한 후에 나사로 허리를 고정하는 방법입니다. 일반적으로 고정술만 쓰지 않고 '제압+고정'을 세트로 시행합니다. 요추 불안정성, 요추 전방전위증, 척추관 외의 협착, 상부 요추(제1~3요추) 협착 등에 고정술을 시행합니다.

제압술과 고정술

제압술 부분추궁절제술·추궁절제술	고정술

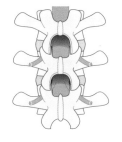 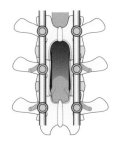

추궁과 인대의 일부를 절제해 압박을 제거한다. / **추궁을 절제해 압박을 제거한 후에 금속 나사로 고정한다.**

척추관협착증 수술 중에 가장 일반적인 수술법. '개창술' 또는 '추궁성형술'이라고도 한다. 협착의 원인이 되는 추궁에서 신경을 압박하고 있는 뼈와 황색인대를 부분만 제거하고 최대한 추궁을 보존하는 방법이다.

협착이 여러 부위에 있거나 척추전방전위증, 노화 등으로 추간관절이 변형되어 척추가 불안정한 상태일 때는 제압술로 신경 압박을 제거한 후에 금속 나사 등으로 추골과 추골을 연결하여 고정한다.

140

지병 때문에 수술을 받을 수 없다고 들었다. 무슨 방법 없을까?

새로 개발된 신 내시경 수술 'PEVF(경피내시경하 복측추간관절 절제술)'는 척추관협착증 수술을 전신 마취가 아닌 국소 마취로도 할 수 있습니다. PEVF는 척추보다 바깥쪽 옆구리에 가까운 부분의 피부를 절개하여 지름 약 8mm의 관을 후방에서 비스듬히 환부에 삽입하여 신경을 압박하는 뼈와 인대를 제거하는 방식입니다. PEVF는 현재 주류가 되는 내시경 수술인 'MEL(내시경하 추궁 절제술)'보다 환부까지의 거리가 멀어서 수술 자체의 난이도는 높지만, 소형 내시경이나 미세 드릴을 사용하므로 수술로 인한 상처와 통증이 적어 국소 마취로도 수술이 가능합니다.[아직 우리나라에서는 상용화되지 않은 방법입니다.]

국소 마취 수술이 환자에게 주는 장점은 아주 많습니다. 그러나 수술 난이도가 최고 수준이기에 국소 마취 하에 척추관협착증의 내시경 수술이 가능한 의사는 현재 일본에 세 명 정도밖에 없습니다. 수술을 원해도 꽤 오랜 시간을 기다려야 하는 상황입니다. 따라서 도쿠시마대학에서는 현재 PEVF 보급을 추진하기 위해 척추 전문의를 대상으로 교육을 실시하고 있으며, 20개 이상의 대학에서도 참가하고 있으므로 향후 몇 년 후엔 PEVF 수술이 가능한 의사가 증가할 것으로 보인다.

기존 내시경 수술과의 차이점

신 내시경 수술 'PEVF'	현재 주류인 내시경 수술 'MEL'
국소마취로 가능	전신마취가 필요

내시경
내시경
직경 16mm
신경근
척추관
마미
추간판
직경 8mm

국소마취로 가능한 신 내시경 수술 'PEVF'의 특징

장점	단점
• 전신마취가 힘든 고령자도 수술이 가능하다. • 전신마취로 인한 합병증 발생 위험이 크게 줄어든다. • 상처 부위가 작아 수술 당일에 걸을 수 있다. • 수술 중에 환자의 의식이 있어서 신경에 손상을 입힐 위험이 적다. • 수술 중에 호흡을 보조하는 기관내 삽입이 불필요하다. • 입원 기간이 짧다.(집이 가까운 사람은 다음 날, 먼 사람은 4~5일이면 퇴원 가능)	• 좁은 시야로 협착 부위를 제압하므로 고도의 기술이 필요하다. • 고도로 숙련된 일부 의사만 집도 가능하다. • 수술의 적응증 범위가 좁다.(협착이 신경 주위에 국한된 경우에만 가능하고, 신경근형은 수술이 가능하지만 마미형은 불가능) • 한 번에 한 추간 부위만 수술 가능하다.

141

경막외내시경술은
어떤 수술인가?

경막외내시경(Epiduroscopy)이란 주로 신경근형 척추관협착증 환자를 대상으로 마취과나 통증클리닉에서 시행되는 새로운 수술법을 말합니다. 이는 척추관 내에 아주 가느다란 내시경을 삽입해 통증의 원인이 되는 신경과 조직의 유착을 떼어내고 국소마취제 및 스테로이드제(부신피질호르몬)로 염증을 가라앉힙니다.

기존의 척추관협착증 수술과는 달리 경막외내시경술은 신체를 크게 절개하거나 요추를 깎지 않아 몸의 부담이 적어 컨디션을 유지하면서 증상을 회복할 수 있습니다. 재활도 대부분 필요하지 않습니다. 수술 시간은 환자의 상태에 따라 다르지만 보통 1시간 정도 걸립니다. 수술 후에는 실밥을 다 제거할 때까지 수일에서 일주일 정도 입원이 필요합니다.

다만 경막외내시경술은 요추의 변형이 비교적 가벼워야 척추관에 내시경을 삽입할 수 있습니다.

142

수술 후 후유증이 남거나
재수술을 하게 될 확률

수술 후유증은 흉터 이외에는 딱히 없습니다. 단, 신경근이나 마미신경에 장애가 발생하면 적절한 수술을 해도 통증이나 저림 증상이 남거나 계속해서 근력이 저하되는 경우가 있습니다.

척추관협착증은 수술 후 재발 환자도 많다고 알려져 있습니다. 수술 후 5년 이상 지나면 10% 이상의 환자가, 8년 이상 지나면 20%의 환자가 재수술이 필요하다는 보고도 있습니다. 수술 후에도 노화로 인해 척추 및 주변 조직의 변성이나 변형이 지속되어 또다시 오랜 시간 동안 신경이 압박되거나 다른 부위에 신경 압박이 발생할 수 있습니다.

그렇다고 수술을 받지 않는 것이 좋다는 뜻은 아닙니다. 수술이 필요할 정도로 심각한 상태가 1년 이상 지속되면 수술을 해도 완치되지 않기 때문에, 조기에 수술을 받는 것이 중요합니다.

143

수술 후에는
어떤 운동 요법이 좋을까?

수술 후에는 허리와 다리는 물론 배와 등의 근력도 약해집니다. 특히 고령자는 하루가 다르게 근력이 저하되므로 수술 후에는 허리와 다리를 중심으로 배와 등의 근력을 동시에 키우는 운동이 필요합니다. 이에 수술 후에 하는 재활 훈련으로 '벽 스쿼트'를 추천합니다.

벽 스쿼트는 말 그대로 벽을 이용하는 간단한 스쿼트로 복식 호흡까지 함께하면 배와 등 근육은 물론 허벅지 앞에 있는 대퇴사두근 등도 단련할 수 있습니다. 특히 대퇴사두근은 무릎부터 발목까지의 부위를 늘리고 고관절을 굽히는 기능을 하므로 이러한 근육을 함께 단련하는 것이 중요합니다. 벽 스쿼트 운동 요법은 벽을 이용하므로 넘어짐을 방지하는 장점도 있습니다.

실제로 벽 스쿼트는 몇 번만 실시해도 이마에 땀이 배어나는데, 이 정도가 딱 좋은 운동 강도의 기준이라고 할 수 있습니다. 처음에는 벽에 등을 붙이고 한다. 벽의 모서리를 이용하면 더욱 안정된 자세로 운동이 가능합니다. 조금 익숙해지면 벽에서 등을 떼고 강도를 높여 해보기를 권합니다.

벽 스쿼트

①

엉덩이와 좌우 발 뒤꿈치를 벽에 붙이고 선다. 발은 바깥으로 45도씩 벌린다.

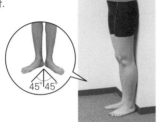

②

발끝은 앞을 향하게 하고 반걸음 앞으로 내민다. 벽에 등을 대거나 벽의 모서리를 이용하면 부담 없이 자세를 취할 수 있다.

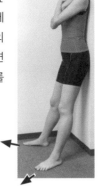

③

엉덩이를 벽에 붙인 채 허리를 내린다. 서서히 숨을 내쉬면서 배를 집어넣고 그 상태로 5초간 유지한다. 이때 무릎이 발끝보다 앞으로 나오지 않도록 주의한다. 5초 유지했으면 허리를 위로 올려 ②의 상태로 되돌아간다.

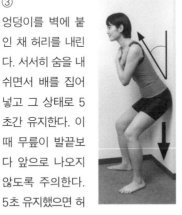

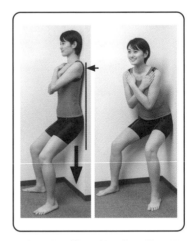

○ ②~③의 동작을 5~10회 반복한다.

144

슬기로운 퇴원 후 생활

퇴원 후 바로 가벼운 작업은 괜찮지만, 허리에 부담이 되는 작업은 수술 후 3개월 동안 피하는 것이 좋습니다. 그리고 그 기간에는 잘 때를 제외하고는 항시 허리보호대를 착용해야 합니다.

수술 후 3개월이 지나면 스포츠와 고강도의 작업도 차츰 가능해집니다. 퇴원 후 외래 진료는 퇴원 후 2주째에 1회, 그다음부터는 1~3개월에 1회 정도 받으면 적당합니다.

수술 후 증상이 사라졌다고 해서 결코 요추가 원래대로 돌아가는 것은 아닙니다. 수술한 요추 부위도, 증상이 없는 다른 부위도 모두 나이와 함께 퇴화하고 있습니다. 그래서 수술 후에는 이러한 퇴행성 변화를 최대한 늦추고자 하는 마음가짐이 필요합니다.

요추의 퇴행성 변화를 앞당기는 최대 원인은 요추에 과도한 부담을 주거나 장시간 같은 자세를 취하는 것입니다. 따라서 수술 후에는 이를 주의하며 지내는 것이 중요합니다. 구부정한 자세로 작업하거나 무거운 물건을 자주 운반하는 행동은 되도록 피해야 합니다. 비만은 허리뼈에 큰 부담을 주므로 체중 관리에 힘써야

하고, 복근과 척추근의 근력이 저하되지 않도록 주의가 필요합니다. 이상의 내용을 잘 이해한 다음, 무리한 운동은 피하고 적당한 선에서 움직이며 체중 관리와 컨디션 조절에 신경 써야 합니다.

기쿠치 신이치

후쿠시마의과대학 상임 고문 겸 후쿠시마 국제의료과학센터 상근. 후쿠시마의과대학 정형외과 교수. 후쿠시마현립의과대학 이사장 겸 학장을 3기 9년에 걸쳐 맡은 후 상임 고문으로 취임. 척추·척수외과 전문. ISSLS(세계요추연구학회) 회원.

[집필 페이지] 14~26, 33, 44~47, 51~57, 59, 82~83

시미즈 신이치

시미즈정형외과클리닉 원장. 척추관협착증 환자의 일상생활에 대한 조언에 능하고 환자와 가까이 하는 치료로 정평이 나 있다. 전 사이타마의과대학 종합의료센터 정형외과 강사. 일본정형외과학회 전문의. AKA 지도의.

[집필 페이지] 27~35, 38~43, 45, 48, 50, 58, 60, 63~64, 66, 68~72, 75~79, 84, 97, 112~113, 117~119, 128~129, 132~167, 175, 178~179, 182~189, 192~193, 196~202, 206, 208

가쓰노 히로시

히로정형클리닉 원장. 하버드대학에서의 유학 경험을 토대로 결과가 보이는 치료를 목표로 하는 골대사(骨代謝) 전문가. 일본정형외과학회 전문의. 동학회 로코모 어드바이스닥터. 동학회 재활 인정의.

[집필 페이지] 36~37, 168~174

데라모토 준

데라모토신경내과클리닉 원장. 신경내과, 특히 두통, 현기증, 경추 및 요추 질환, 파킨슨병, 뇌경색을 전문으로 한다. 일본신경학회 전문의. 일본두통학회 전문의. 일본내과학회 인정의.

[집필 페이지] 61~62

요시하라 기요시

알렉스척추클리닉 원장. 척추관협착증과 추간판탈출증 등 척추내시경수술 전문가. 전 데이쿄대학 미조노쿠치병원 정형외과 강사. 일본정형외과학회 척추내시경하수술·기술인정의.

[집필 페이지] 91~96, 98~100, 122~123, 207, 211~215

우치다 다케시

우치다다케시클리닉 원장. 척추외과 전문의로서 요통, 하지 저림, 보행 장애에 대한 적극적인 보존 요법을 시행. 일본정형외과학회 전문의. 동학회 척추척수병의 인정의. 일본척추척수병학회 척추척수외과 지도의.

[집필 페이지] 85

구노기 준이치

일본적십자사의료센터 척추정형외과 고문. 척추외과 전문. 일본정형외과학회전문의, ISSLS(세계요추연구학회) 회원, 일본척추척수병학회 평의원, 척추척수외과 지도의, 일본요통학회 평의원. 요통심포지움 고문 등 폭넓게 활약.

[집필 페이지] 88~90, 204~205, 209~210, 219, 222~223

도야 히데오

오차노미즈정형외과 기능재활클리닉 원장. 정형외과 중에서도 운동 요법 전문가. 됴쿄의과치과대학 비상근 강사, 일본정형외과학회 전문의·척추척수병의 인정의. 일본재활의학회 전문의.

[집필 페이지] 102~110, 116, 176

가와니시 미노루

후지타의과대학 명예 교수, 안도병원 통증클리닉 센터장. 일본통증클리닉학회 명예 회원. 후지타의과대학 명예 교수, 의료법인 히로토쿠카이 안도병원 명예 원장, 일본마취과학회 지도의, 일본통증클리닉학회 전문의, 한방 전문의.

[집필 페이지] 114~115

다케야치 야스노부

다케야치의원 카이로프랙틱센터 원장. 정형외과의·카이로프랙터. 카이로프랙틱을 이용한 요통, 요추 척추관협착증, 경부통 치료 전문. 일본정형외과학회 회원. 일본카이로프랙터즈협회(JAC) 회원.

[집필 페이지] 120

기타하라 마사키

요코하마시립대학 부속시민종합의료센터 통증클리닉 진료 교수. 세계 최초로 설립된 통증치료센터 '워싱턴주립워싱턴대학 통증센터'에서 유학. 일반 치료법으로는 효과를 거의 볼 수 없는 난치성 만성 동통을 전문으로 치료.

[집필 페이지] 121

가모 준

가모정형외과의원 원장. 요통의 주요 원인을 근육 경련으로 보고 그에 맞는 치료법을 통해 많은 요통 환자의 고통을 덜어주었다. 통증으로 고통받는 환자들에게 적극적인 지지를 받고 있다. 일본정형외과학회 전문의.

[집필 페이지] 124~125

스미타 가즈요시

노조미클리닉 원장. 정형외과 분야에서 '통증'을 전문으로 하여 AKA-하카타법을 중심으로 진찰과 치료에 정진. 일본AKA의학회 인정의·지도의, 일본정형외과학회 전문의, 일본재활의학회 임상인정의.

[집필 페이지] 126~127

오쿠노 유우지

오쿠노 클리닉 대표 원장. 게이오기주쿠대학 의학부를 졸업한 후 방사선의료를 통한 혈관내치료와 병적 신생혈관 연구에 몰두했다. 운동기 질환에 대한 혈관내치료를 개발하고 에도가와바시병원 운동기카테터센터장을 거쳐 현직 의사로 활동하고 있다.

[집필 페이지] 130

도다 요시타카

도다정형외과 류마티스과클리닉 원장. 변형성 무릎관절증을 수술하지 않고 치료하는 방법(보존적 치료)를 계속 연구 중에 있다. 2004년 발교정구 연구로 개업의로서는 사상 처음 일본정형외과학회 장려상을 수상.

[집필 페이지] 180~181

데자와 아키라

의료법인 명륭회 이사장, 데자와아키라PED클리닉 원장. 일본 척추내시경수술의 최고봉. 신기술 PED를 2003년 일본에 최초로 도입. 데이쿄대학 미조노쿠치병원 정형외과 객원 교수. 일본정형외과학회 척추내시경하수술·기술인정의.

[집필 페이지] 86, 190~191

히라노 가오루

히라노정형외과클리닉 원장. 기존의 정형외과 치료에 '아마기류의학'과 '무학의술'을 도입한 자율의료 및 운동기구 재활을 시행. 일본정형외과학회 전문의. 아마기류의학 이사.

[집필 페이지] 194~195

이가라시 다카시

지치의과대학 부속병원 마취과 준교수. 통증클리닉에서 허리 통증, 좌골신경통, 말초순환장애 등을 외래 진료한다. 보존요법과 외과수술 중간에 위치한 치료법인 '경막외내시경술' 전문가.

[집필 페이지] 218

사이료 고이치

도쿠시마대학 정형외과 교수. 국소 마취 최소 침습의 신내시경 수술 'PEVF' 개발. 일본정형외과학회 척추내시경하수술·기술인정의. 일본척추척수병학회 이사. ISSLS(세계요추연구학회) 회원.

[집필 페이지] 216~217

유자와 요헤이

이나나미 척추·관절병원 부원장. 내시경수술의 명의. 일본정형외과학회 전문의, 동학회 척추척수병의, 동학회 척추내시경하수술·기술인정의. 일본척추척수병학회 지도의.

[집필 페이지] 220~221

옮긴이 장하나

대학에서 법학과 물리치료학을 전공하고, 이후 많은 사람에게 행복을 주는 좋은 책을 옮기고 싶다는 생각으로 현재는 번역 에이전시 엔터스코리아에서 출판 기획 및 일본어 전문 번역가로 활동하고 있다.
역서로는《말초혈관을 단련하면 혈압이 쑥 내려간다》,《불로장수 절대원칙 82》등이 있다.

척추관 협착증
척추 명의가 가르쳐주는 최고의 치료법 대전

1판 1쇄 펴낸 날 2023년 7월 10일

지은이 기쿠치 신이치 외
옮긴이 장하나
주간 안채원
편집 윤대호, 채선희, 윤성하, 장서진
디자인 김수인, 이예은
마케팅 함정윤, 김희진

펴낸이 박윤태
펴낸곳 보누스
등록 2001년 8월 17일 제313-2002-179호
주소 서울시 마포구 동교로12안길 31 보누스 4층
전화 02-333-3114
팩스 02-3143-3254
이메일 bonus@bonusbook.co.kr

ISBN 978-89-6494-637-4 03510

명의가 가르쳐주는 최고의 치료법 대전

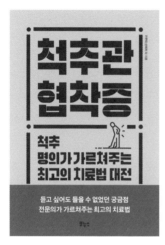

척추관 협착증

기쿠치 신이치 외 지음 | 232면

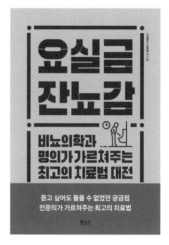

요실금 잔뇨감

다카하시 사토루 외 지음 | 232면

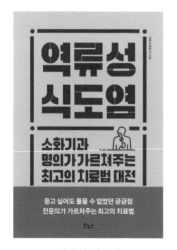

역류성 식도염

미와 히로토 외 지음 | 208면

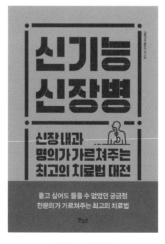

신기능 신장병

가와무라 테쓰야 외 지음 | *근간

아픈 부위를 해부학적으로 알고 싶을 때 찾아보는
인체 의학 도감 시리즈

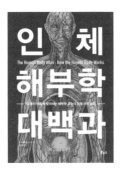

인체 해부학 대백과

켄 에슈웰 지음 | 232면

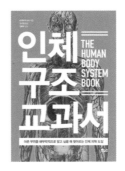

인체 구조 교과서

다케우치 슈지 지음 | 208면

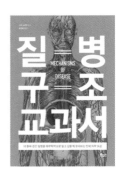

질병 구조 교과서

나라 노부오 감수 | 208면

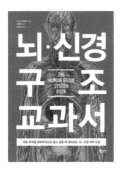

뇌·신경 구조 교과서

노가미 하루오 지음 | 200면

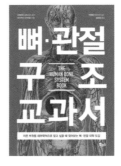

뼈·관절 구조 교과서

마쓰무라 다카히로 지음 | 204면

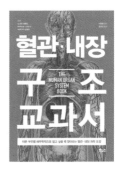

혈관·내장 구조 교과서

노가미 하루오 외 지음 | 220면

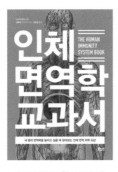

인체 면역학 교과서

스즈키 류지 지음 | 240면

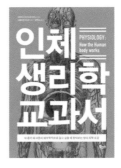

인체 생리학 교과서

이시카와 다카시 감수 | 244면

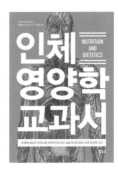

인체 영양학 교과서

가와시마 유키코 감수 | 256면